기억력 회복과 건망증 탈출

1

기억력 회복과 건망증 탈출 ❶

발행일   2023년 2월 3일

지은이   박우동
펴낸이   손형국
펴낸곳   (주)북랩
편집인   선일영   편집   정두철, 배진용, 김현아, 윤용민, 김가람, 김부경
디자인   이현수, 김민하, 김영주, 안유경   제작   박기성, 황동현, 구성우, 권태련
마케팅   김회란, 박진관
출판등록   2004. 12. 1(제2012-000051호)
주소   서울특별시 금천구 가산디지털 1로 168, 우림라이온스밸리 B동 B113~114호, C동 B101호
홈페이지   www.book.co.kr
전화번호   (02)2026-5777   팩스   (02)3159-9637

ISBN   979-11-6836-699-2 14510 (종이책)   979-11-6836-700-5 14510 (세트)
        979-11-6836-701-2 15510 (전자책)

(주)북랩 성공출판의 파트너
북랩 홈페이지와 패밀리 사이트에서 다양한 출판 솔루션을 만나 보세요!
홈페이지 book.co.kr   •   **블로그** blog.naver.com/essaybook   •   **출판문의** book@book.co.kr

작가 연락처 문의 ▸ ask.book.co.kr
작가 연락처는 개인정보이므로 북랩에서 알려드릴 수 없습니다.

1

건망증에서 탈출하고 기억력을 증진하는 30일간의 훈련

기억력 회복과 건망증 탈출

박우동 지음

노화 현상의 하나지만 방치하면 치매로 이어질 수도 있는 뇌질환 기억력 감퇴.

계속 훈련하면 정상인은 기억력이 20%까지 개선될 수 있고,
경인지 장애 환자들은 열에 아홉이 향상된다.

북랩

학습은 새로운 지식과 행동을 습득하는 과정이고 기억은 습득된 지식이 저장 되고 인출되는 과정이다. 학습 없는 기억, 기억 없는 학습은 상상하기 힘들다. 두 과정의 역동적인 관계를 통하여 인지가 작동하는 것이다.

인간의 기억은 마음의 바탕이다. 기억이 없다면 마음이 존재하기 어렵다. 인지 의 핵심은 기억이다. 기억이 없으면 마음, 인지가 제대로 작동할 수 없다. 프로그 램이 들어가 있는 메모리가 없다면 컴퓨터가 작동할 수 없듯이, 기억이 없으면 매 일 보는 사람의 얼굴도 알아볼 수 없게 될 것이고 과거도, 현재도 없다. 우리 자 신이 누구라는 사실도 모른 채로 살아가게 될 것이며, 기초적인 일상생활을 유지 할 수도 없다.

기억의 기능적 구조는 다음과 같이 나누어 볼 수 있다. 순간적으로 대상을 감 각적으로 기억하는 감각 기억, 주어진 자극에 대해서 짧은 기간 동안 주의를 기 울여 부호화하며 유지하는 단기 기억, 또는 그러한 작업을 수행한 작업 기억, 그 리고 오랫동안 저장하고 있는 장기 기억 등으로 나누어 볼 수가 있다.

이러한 기억 체계들은 창고 같은 실체가 아니라 일종의 기능적 단위이다.

기억 과정은 부호화 과정, 저장 과정, 인출 과정으로 나누어진다.

부호화는 외부에서 들어오는 자극의 내용을 정보화해서 기억에 넣는 과정이고, 뇌에서 정보를 처리할 수 있는 기호(상징) 형태로 바꿔 주는 것이 부호화이다.

저장 과정은 정보를 계속 보류해서 유지하는 것이고 저장은 입력 자극에 대하 여 부호화 처리된 정보를 표상으로 기억에 담아 두는 것을 지칭한다. 어떤 기억 저장고에 사진을 저장하듯이 저장한다기보다는 기억 관련 여러 신경 단위들 사이 의 연결 강도 등의 전체적 패턴의 변화 형태로 저장된다고 볼 수 있다.

인지 심리학에서는 기억의 저장을 부호화 처리의 함수로 보아서 저장 과정을 별도로 다루지 않고 부호화 과정, 인출 과정으로 논의한다. 인출 과정은 정보를 꺼내는 것(상기)이다.

1. 기억은 개선할 수 있다

기억에 문제가 있거나 장애가 있는 것은 기억에 관련된 기관이 파손되거나 손상된 경우를 제외하고는 부호화 과정과 인출 과정의 오류나 부호화 과정이나 인출 과정이 제대로 작동하지 못해서 일어나는 경우가 대부분이다. 우리가 기구를 한동안 사용하지 않다가 다시 사용할 때는 사용 방법을 까먹을 수도 있고, 기억하더라도 서툴 수 있다. 그러나 다시 몇 번 사용하다 보면 원래대로 능숙해질 수 있다.

부호화 과정 및 인출 과정도 계속해서 부호화하고 인출하면 그렇지 않은 경우보다는 더 원활하게 작동된다고 볼 수 있다. 그래서 연구 결과들은 사무직에 종사하는 사람은 그렇지 않은 사람보다 기억력이 더 높은 것(기억의 감퇴가 더 적은 것)으로 나타난다.

본서는 계산 문제, 추리 문제, 암기 문제의 연습을 계속하도록 하여 부호화하고 인출하는 과정을 반복하게 해서 그 과정들이 제대로 원활하게 작동되게 한다. 원활하게 작동한다면 부호화하고 인출(상기)하는 데 지장이 없는 것으로 이는 곧 기억력이 개선되고 향상된 것이며, 건망증에서 탈출하는 것이다.

연구 결과에 따르면 이러한 연습을 통해서 정상인의 경우에도 20%까지 기억력이 올라간 경우도 있다. 또한 경인지 장애가 의심되는 고령자를 대상으로 6개월간 연습을 실시한 결과, 90% 이상의 사람이 정상치로 복귀되거나 향상된 경우도 있다.

경인지 장애가 의심되는 고령자의 경우는 방치할 경우 치매로 가는 경우가 흔한 만큼, 이러한 연습들은 의미하는 바가 크다고 할 수 있다. 물론 이러한 연습들로 치매 환자의 뇌 기능 개선에 성공한 예도 있다.

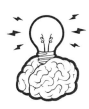

2. 어떤 사람들에게 이 책이 도움이 되며,
건망증 탈출과 어떤 관계가 있는가?

기본적으로는 누구에게나 기억을 개선하고 향상시키는 데 도움이 되겠지만, 특히 다음과 같은 경우는 더 권하고자 한다.

어느 날 갑자기 전에 알고 있던 사람의 이름이 잘 생각나지 않는 경우.
물건을 잃어버리거나 물건 둔 곳을 몰라서 종종 헤매는 경우.
하고 싶은 말이 입가에 맴돌면서 잘 떠오르지 않는 경우.
전에는 잘 쓰던 한자가 제대로 쓰기 힘들어진 경우.
기억력을 높이고, 치매를 미리 예방하기를 원하는 경우.
건망증에서 탈출하기를 원하는 경우.

건망증이란: 어떤 사건이나 사실을 기억하는 속도가 느려지거나 일시적으로 기억하지 못하는 기억 장애의 한 증상이다. 곧 부호화와 인출(상기) 과정이 원활하지 못함을 말한다. 대부분 인출(상기)실패가 원인이다.

대부분 인출 실패가 원인이기 때문에 건망증에서는 단서(힌트)가 주어지거나 시간이 지난 후 다시 떠오른다. 이 점이 치매하고는 다른 점이다. 그래서 사람들은 치매와 건망증은 다르다는 점에 주목하기 쉽다. 그렇게 되면 건망증이 오더라도 방치하기 쉽다. 건망증이라고 해서 방치해서 안 되는 이유는 노화가 진행되면서 건망증의 정도가 심해지면 치매를 유발할 수 있는 원인으로 작용할 수도 있기 때문이다.

또한 치매의 초기 증상과 건망증에서 나타나는 증상이 유사한 점이 많기 때문에 이를 구별하기도 힘들 뿐더러 굳이 건망증으로 치부하고 방치할 이유는 없다.

건망증 치료는 기억력을 개선하고 향상시키는(부호화와 인출 과정을 원활히 하는) 것이다. 따라서 이 책을 꾸준히 이용해서 건망증에서 탈출하고, 생활 속에서 건망증이 다시 오지 않도록 뇌 건강을 도모하는 방법이 최선이다. 이 책이 건망증 탈출에 절대적으로 도움이 되고 최선의 예방책이 될 것이다.

3. 왜 포기하는가?

지금까지 과학자들은 사람이 성인기에 접어들면 새로운 뇌세포 생성이 멈춘다고 믿어 왔다. 그래서 대부분의 사람은 '이 나이에 기억 개선이 되겠는가?' 하고 포기할 수도 있다. 하지만 1998년에 사람의 해마에서 새로 생겨난 뇌세포가 발견되었다. 21세기인 지금에 와서는 나이가 증가해도 그 누구의 뇌라 하더라도 새로운 신경 세포가 생겨난다고 본다. 따라서 나이에 상관없이 몇 살이 되어도 새로운 것에 흥미를 느끼고 학습하고 즐길 수 있다. 기억을 개선하기 위해서는 무엇보다 희망을 품고 포기하지 않고 노력하는 것이 중요하다.

더욱이 "머리를 쓰면 쓸수록 좋아진다." 라는 말은 사실이다. 하나의 뉴런에는 수만 개의 시냅스가 딸려 있다. 사람이 새로운 것을 경험한다든지, 새로운 이야기를 듣는다든지, 문제를 푼다든지 하면 새로운 수상 돌기나 시냅스가 가지치기해서 다른 뉴런과 연결되어 새로운 회로를 만든다.

이렇게 해서 새로운 회로가 점점 만들어지면 과거의 기억과 새로운 기억이 연결되고 새로운 정보의 흐름이 완성된다. 이렇게 해서 뇌는 활발하게 움직이고 새로운 회로가 생기며 새로운 뉴런도 증가한다. 이것이 "머리를 쓰면 쓸수록 좋아진다." 라고 하는 현상의 구체적 이유이다. 역으로 머리를 쓰지 않으면 시냅스도 뉴런도 줄어든다. 어떤 부위의 뉴런이나 시냅스가 없어지면 거기서 전달되는 정보나 기억이 없어지는 현상이 일어난다. 다시 말해서 뇌의 신경 세포가 늘어나고 시냅스도 늘어나 정보 전달 회로가 늘어난다는 것은 머리가 좋아진다는 것이다.

포기할 이유가 전혀 없다(용어가 생소하다면 "치매 완전 정복"(북랩 출판사)의 1장 생물학적 기초를 참조하면 이해에 도움이 될 것입니다).

4. 바둑, 화투, 게임은 기억에 어떤 영향을 미치고, 기억개선 노력은 치매의 예방에 왜 중요한가?

바둑을 두고 화투 놀이를 하며 게임을 하는 것은 기억력 유지에 다소 도움이 된다고 할 수 있다. 하지만 돈내기를 하는 순간 코르티손(cortisone)이라는 스트레스 호르몬

수치가 높아져서 오히려 뇌 건강을 해치게 된다. 화투 놀이를 하고 바둑을 두는 것은 기억력유지에는 다소 도움이 되지만 자극의 강도가 미약하여 기억력을 향상시키기에는 매우 약하다. 더욱이 나이가 들어가면 신체적 노화의 속도는 빨라지고, 이와 더불어 진행되는 기억력 감퇴는 늘어나기 때문에 이를 완전히 차단하기에는 역부족이다. 특히 치매의 경우에는 신체적 노화와 같이 뇌 신경 세포의 감소가 일어난다. 기억력 감퇴를 완전히 차단하고 뇌 신경 세포의 감소를 방지하기 위해서는 보다 높은 강도의 적절한 자극과 조화로운 균형이 필요하다. 계산 문제, 추리 문제, 암기 문제로 구성되어 있는 이 책의 인지 활성화 프로그램은 이를 충족하고 있다. 기억력 회복과 건망증 탈출 한 권당 30일 분량으로 4권까지 합하면 120일 분량이다. 적어도 3일에 1일 분량을 하는 것이 기억력 감퇴나 치매를 예방하는 데 절대적 도움이 될 것이다. 기억력 향상이나 치매의 회복을 위해서는 2일에 1일 분량 이상 하는 것을 권한다.

치매의 경우는 이 점에 유의해야 한다.

치매는 기억에 이상을 느끼고서 빠르면 4-5년, 길면 거의 20년을 경과해서 발병한다. "매우 천천히 진행된다는 인식"이 무엇보다 중요하다. 중앙치매센터의 발표에 의하면 60세-64세의 치매 발병률은 2.7%이지만 85세 이상 치매 발병률은 33.7%이다. 치매가 발병하기 까지는 오랜 기간이 소요된다는 것을 뒷받침하고 있다.

이와 같이 치매는 매우 느리게 진행되기 때문에 평소에는 이를 인식하지 못하고 소홀히 하는 것이 일반적이다. 따라서 치매는 느리게 진행된다는 인식을 늘 가지고서 기억에 이상을 느낀다면, 대수롭지 않게 생각해서는 안 되고, 그때부터는 경각심을 갖고 **꾸준히** 관리를 해 나가야 한다.

그러므로 신경 세포의 감소를 방지하기 위해서 인지 활성화 프로그램을 지속적으로 해 나아가는 것이 절대적으로 필요하다. 인지 활성화 프로그램을 계속해 나간다는 것은 뇌의 신경 세포(뉴런)을 늘어나게 하는 것만이 아니고, 시냅스도 늘어나게 해 정보 전달용 회로를 늘어나게 하는 만큼 이는 치매의 발병을 예방(신경 세포의 감소를 막는 것)하는 것만이 아니고, 치매에서 **회복시키는** 데에도 매우 도움이 된다. 물론 기억력 향상에는 절대적 도움이 된다. 연구 결과들이 이를 뒷받침하고 있을 뿐더러 기억이나 치매 전문가들이 기억과 치매에 대해서 이야기할 때 대부분 수학 문제 풀이를 꾸준히 하도록 권하는 이유이기도 하다.

5. 균형 잡힌 식단과 충분한 수면은 뇌 건강에 중요한 요소다!

　뇌가 정상적으로 기능하기 위해서는 균형 잡힌 영양소의 공급과 충분한 수면, 적당한 운동이 필요하다.

　포화 지방과 트랜스 지방은 뇌에 좋지 않으니 트랜스 지방이 들어 있는 가공식품은 가급적 줄이는 것이 현명하다. 하지만 견과류, 등 푸른 생선, 식물성 기름 등에서 얻을 수 있는 불포화 지방은 기억력을 오래 유지하는 데에 도움이 된다. 술을 마시는 사람과 마시지 않는 사람을 비교해서 알코올이 치매에 미치는 영향을 조사한 최근 연구에서는 적당량의 술을 마신 사람이 술을 마시지 않은 사람보다 알츠하이머병에 걸릴 확률이 낮다는 연구 결과가 나왔다. 이유는 밝혀지지 않았지만, 알코올 섭취가 해마에서 분비되는 신경 전달 물질인 아세틸콜린(acetylcholine)을 자극한다고 볼 수 있다. 영양소, 수면, 운동, 인지 활성화는 치매와 밀접한 관련이 있다. 관련성에 대해서는 "치매완전정복"(북랩 출판사)에서 다루고 있다.

6. 이 책은 어떻게 구성되어 있나?

　이 책은 계산 문제, 추리 문제(숫자 퍼즐), 암기 문제로 구성되어 있다. 1권에서 2. 3권을 거쳐 4권까지 자극의 수준을 조절해서 적절한 자극과 조화로운 균형을 기하고 있다.

　기능 검사(speed check)가 연습 시작 전과 6회(일)의 연습 후에 배치되어 있다.

　연습을 시작하기 전에 한 번 시행하고 그다음에는 6회가 끝나기 전에 하지 말고 반드시 6회가 끝날 때마다 시행해야 한다.

　기능 검사 시에는 초까지 잴 수 있는 시계나 스톱워치를 준비해서 걸린 시간을 재서 기록하고 그 기록을 권말 기록란에 다시 기록해서 그래프로 그려 보면 1개월 동안 얼마만큼 변화가 생겼는지 스스로 파악할 수 있다.

　계산 문제, 추리 문제(숫자 퍼즐), 암기 문제를 푸는 동안에는 굳이 시간을 재지 않아도 무방하다. 결과가 기능 검사에 반영되기 때문이다.

　초기에는 뇌 기능 향상이 빠르게 일어나다가 중간에 침체기(잠재적 준비기)를 겪는 경우도 있다. 그러나 실망하지 말고 꾸준히 계속하다 보면 어느 날 갑자기 다시 비약하는 경우를 볼 수 있다.

7. 책의 사용 방법

1) 기능 검사(speed check)

기능 검사는 [숫자 읽기], [색채 읽기], [숫자 계산]으로 구성되어 있다.

[숫자 읽기]는 숫자를 숫자(4-사, 5-오, 7-칠, 3-삼, 8-팔)로 소리 내어 읽고 걸린 시간을 기록한다.

[색채 읽기]는 숫자로 읽지 말고 색채(5-빨강, 6-파랑, 7-노랑, 4-빨강, 7-빨강, 8-검정, 6-초록, 4-보라)로 읽고 걸린 시간을 기록한다.

[숫자 계산]은 이웃(옆)한 숫자와 숫자를 더해서 십 자릿수는 제외하고 한 자릿수만 (4+7이면 11이지만 1만 표기, 8+9는 17이지만 7만 표기) 숫자 사이사이에 기록하고 마지막까지 끝내고서 그 시간을 기록한다.

> ㉠ 3 8 9 5 3 7 8의 경우, 3과 8 사이에 1을, 8과 9 사이에 7을, 9와 5 사이에 4를, 5와 3 사이에 8을, 3과 7 사이에 0을, 7과 8 사이에 5를… 하는 식으로 이와 같이 기록해 간다.
>
>
> 1 7 4 8 0
> 3 8 9 5 3 7 8 7 9 6 4 8 7 5 8 9 4 3 9 4 6 7 4 6 7 1 7 4 8 0 5 5 6 5 7 5 8 4
> 7 6 8 7 3 8 5 9 3 7 8 6 8 6 4 8 7 5 4 3 9 4 5 9 4 6 8 4 9 5 7 7 8 5 3 6 9 5
> 7 6 4 4 6 9 3 5 6 4

2) 계산 문제

계산 문제는 숫자와 기호(+, -, ×, ÷)로 이루어져 있고 나머지가 없는 만큼 정수나 기호로 기록하면 된다. 계산 문제의 정답은 권말에 제시되어 있다.

3) 추리 문제(숫자 퍼즐)

1권에서는 5개 칸과 7개 칸으로 구성되어 있다.

5개 칸의 경우는 1, 2, 3, 4, 5의 숫자를 가로, 세로로 중복되지 않게 순서에 상관없이 공란에 기입한다.

7개 칸의 경우에는 1부터 7까지 일곱 개의 숫자 중에서 맞는 숫자를 기입한다. 가로든, 세로든 두 개의 공란부터 해결해 가면 끝까지 할 수 있다.

바로 다음 페이지에 해답이 제시되어 있다.

4) 암기 문제

제시된 단어(27개 단어)를 1권에서는 4분간 외운 다음 종이로 가리고 기록란에 생각나는 단어를 전부 5분 이내에 기록한다.

기억력 회복과
건망증 탈출

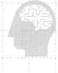

목 차

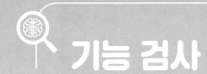

기능 검사

☑ 숫자 읽기

아래 숫자를 숫자(예 4-사, 9-구, 3-삼, 6-육과 같이)로 끝까지 소리 내어 읽고 걸린 시간을 기록한다. [분   초]

```
9 6 8 3 4 5 8 7 6 4 7 5 4 8 7 3 6 8 4 7 6
3 6 9 5 9 9 3 5 8 6 7 4 6 9 5 9 8 6 7 5 4
3 5 4 4 7 6 9 7 8 5 7 3 9 3 7 6 3 9 5 7 9
3 6 5 7 6 4 8 7 5 4 6 7 8 5 8 3 6 5 3 8 4
7 8 9 4 6 7 3 7 3 6 9 5 8 7 3 6 5 7 9 3 6
7 6 8 9 5 9 7 4 6 3 7 9 3 8 6 3 6 9 7 6 5
7 8 4 5 8 3 6 7 5 6 9 3 6 5 9 7 6 5 3 6 9
5 4 5 5 8 4 3 8 4 8 7 3 6 9 5 7 9 3 9 4 6
8 7 8 9 4 6 8 3 7 9 4 7 8 4 7 3 5 9 3 6 8
4 8 7 5 8 9 4 8 6 3 3 7 6 4 9 8 9 4 6 8 7
3 9 7 6 5 8 9 4 6 8 3 4 7 8 3 3 9 8 7 5 3
6 5 7 8 7 3 6 9 5 7 6 4 7 8 9 6 5 7 4 9 3 6
7 6 8 9 5 9 7 4 6 3 7 9 3 8 6 3 6 9 7 6 5
6 4 7 5 8 6 3 9 4 7 8 6 5 4 8 7 5 6 9 3 4
```

☑ 색채 읽기

위 숫자를 숫자로 읽지 않고 색채(예 5-빨강, 6-파랑, 4-노랑, 7-빨강, 8-검정, 6-초록, 4-보라와 같이)로 소리 내어 읽는다. [분   초]

14

☑ 숫자 계산

숫자를 더해서 십 자리는 제하고 한 자릿수만 적는다. 예를 들어 9와 6을 더하면 15이지만 10은 제하고 5만, 6과 8을 더하면 14이지만 4만, 8과 3은 1을, 3과 7은 0을 숫자와 숫자 사이에 적는다(7. **책의 사용 방법 설명 참조**). 끝까지 한 다음 걸린 시간을 기록한다. [분 초]

```
4 9 6 8 3 4 5 8 7 6 4 7 5 4 8 7 3 6 8 4 7 6 3 6
9 5 9 9 3 5 8 6 7 4 6 9 5 9 8 6 7 5 4 3 5 4 4 7
6 9 7 8 5 7 3 9 3 7 6 3 9 5 7 9 3 6 5 7 6 4 8 7
5 4 6 7 8 5 8 3 6 5 3 8 4 7 8 9 4 6 7 3 7 3 6 9
5 8 7 3 6 5 7 9 3 6 7 6 8 9 5 9 7 4 6 3 7 9 3 8
6 3 6 9 7 6 5 7 8 4 5 8 3 6 7 5 6 9 3 6 5 9 7 6
5 3 6 9 5 4 5 5 8 4 3 8 4 8 7 3 6 9 5 7 9 3 9 4
6 8 7 8 9 4 6 8 3 7 9 4 7 8 4 7 3 5 9 3 6 8 4 8
7 5 8 9 4 8 6 3 3 7 6 4 9 8 9 4 6 8 7 3 9 7 6 5
8 9 4 6 8 3 4 7 8 3 3 9 8 7 5 3 6 5 7 8 7 3 6 9
7 3 6 5 7 8 4 3 8 6 7 9 3 5 7 6 6 3 8 7 5 5 9 4
6 8 4 9 8 5 7 7 8 5 6 4 4 9 6 7 4 8 4 6 9 3 5 6
4 5 8 4 5 4 7 9 8 4 9 6 3 7 3 9 6 8 5 4 7 9 3 3
4 5 8 5 8 5 4 7 8 3 6 5 4 6 7 6 9 3 5 8 7 6 8 3
4 8 6 9 4 6 7 8 3 6 9 7 6 3 9 6 8 9 9 5 3 4 7 6
9 7 9 5 7 8 4 7 6 3 9 8 4 9 7 6 3 8 5 4 6 7 9 5
8 4 7 8 5 3 9 5 7 5 8 6 4 7 9 4 6 5 7 8 6 3 8 3
5 6 8 3 7 6 3 8 8 5 5 7 6 8 3 8 5 9 3 7 9 4 8 7
```

계산문제 적합한 숫자나 기호(+, -, ×, ÷)를 ( ) 안에 넣으시오.

7 + 8 = ( )   6 + 5 + 4 = ( )   3 - 2 + 3 = ( )

7 - 3 = ( )   8 - 6 + 2 = ( )   4 × 3 - 7 = ( )

9 - 2 = ( )   6 + 7 + 3 = ( )   8 - 6 + 3 = ( )

8 ÷ 2 = ( )   2 + 5( )7 = 14   8 + 3 - 4 = ( )

9 + 3 = ( )   6 ÷ 2 + 4 = ( )   6 + 8 - 2 = ( )

24 ÷ 4 = ( )   7 + 3 + 4 = ( )   4 + 8 + 9 = ( )

3 + 9 = ( )   12 - 6 + 7 = ( )   3 + 7 - 2 = ( )

4 × 4 = ( )   6 - 3 - 1 = ( )   6 + 3 + 12 = ( )

9 + 8 = ( )   6 - 5 + 9 = ( )   2 × 3( )3 = 18

9 - 4 = ( )   9 + 3 - 2 = ( )   9 - 7( )8 = 10

8 ÷ 4 = ( )   8 + 9 + 3 = ( )   5 + 9 - 2 = ( )

3( )4 = 12   9 + 7 - 2 = ( )   6( )2 + 6 = 9

9 + 8 = ( )   3( )8 - 8 = 16   6 + 8 - 6 = ( )

12 + 7 = ( )   9 + 8 - 3 = ( )   3 × 2 + 7 = ( )

7 + 8 = ( )   3 × 4 + 6 = ( )   6 + 9 - 2 = ( )

8 ÷ 2 = ( )   3 + 12 - 3 = ( )   3 × 2 + 8 = ( )

2 × 6 = ( )   12 ÷ 6 + 9 = ( )   9 - 7 + 6 = ( )

6 + 12 = ( )   3 × 6 + 5 = ( )   21 + 3 + 2 = ( )

9( )7 = 2   12 × 3 - 7 = ( )   6 + 9 - 4 = ( )

6 × 4 = ( )   9( )4 + 6 = 42   14 + 4 - 6 = ( )

$5+7-5=(\quad)$ $9+5=3+(\quad)$ $5-2=8-(\quad)$

$7-3+5=(\quad)$ $8-4=7-(\quad)$ $9\times3=24+(\quad)$

$8+4-2=(\quad)$ $5+3=7(\quad)1$ $9-6=7-(\quad)$

$18\div2+2=(\quad)$ $6+5=4+(\quad)$ $9-5=8-(\quad)$

$7-5+3=(\quad)$ $16\div2=5+(\quad)$ $3+8=6+(\quad)$

$8(\quad)4+3=5$ $5+6=(\quad)+7$ $5+7=9(\quad)3$

$3+6+8=(\quad)$ $8-6=5(\quad)3$ $4+8=6+(\quad)$

$5\times4+4=(\quad)$ $8-3=2+(\quad)$ $7+4=6(\quad)5$

$7(\quad)9+8=24$ $6+8=7+(\quad)$ $3\times3=6+(\quad)$

$9-3-2=(\quad)$ $13(\quad)5=4+4$ $7+8=6+(\quad)$

$28\div4+5=(\quad)$ $9+9=3\times(\quad)$ $16-7=6+(\quad)$

$4(\quad)4\times2=32$ $7-6=9-(\quad)$ $12-6=(\quad)-2$

$3+8(\quad)5=6$ $4\times8=24+(\quad)$ $7+8=9+(\quad)$

$15+5+7=(\quad)$ $5+8=7+(\quad)$ $4(\quad)2=6+2$

$5+7+7=(\quad)$ $(\quad)\times4=35-3$ $7-6=5(\quad)4$

$18\div2-3=(\quad)$ $5+7=8+(\quad)$ $4\times4=2\times(\quad)$

$5\times5-2=(\quad)$ $36\div6=2\times(\quad)$ $8-(\quad)=6-5$

$7+11-5=(\quad)$ $5\times6=9+(\quad)$ $12+8=4\times(\quad)$

$6+8-6=(\quad)$ $(\quad)\times3=8-2$ $11-7=8-(\quad)$

$8\times5-2=(\quad)$ $8-4=9-(\quad)$ $12\div4=7-(\quad)$

 추리 문제 5개 칸은 1부터 5까지, 7개 칸은 1부터 7까지 가로, 세로 중복되지 않게 순서에 상관없이 공란에 기입한다.

문제 1

2				
		4		3
3	5			
		5		
	1		5	2

문제 2

	2	5		
		3	1	
			4	
1	4			
			2	5

문제 3

1		2	5	
		4	2	
	3			2
4				1

문제 4

7				1	6		4
3					5		
	6			2	7		5
5				6		7	2
	7	5			1	4	
6				7	5		
4		7				6	1

문제 5

3		1	6		7	
	1				3	5
1			4	2		7
	6		7		1	
2				6		1
	2	5		1		6
5	7		1		2	

3		4		
	4		5	
		1		2
	5			
	2			1

5			1	4		2
	6	2			3	
3		4	6		5	7
	4			5		3
	7	3		1		
4		5			6	
	5		3	6		4

	3	1		
			1	
	2			1
			5	
3		4		5

2		3		1	4	
	7		1	3		2
	2	7				
3			2	5		1
1	4					
	1	6		4	7	
7		1	4		2	5

		1		
5			1	
		4		5
4		2		
			3	1

해답은 다음 페이지에 있습니다.

해답

2	4	1	3	5
5	2	4	1	3
3	5	2	4	1
1	3	5	2	4
4	1	3	5	2

◀ 18페이지 해답

7	5	3	1	6	2	4
3	1	6	4	2	5	7
1	6	4	2	7	3	5
5	3	1	6	4	7	2
2	7	5	3	1	4	6
6	4	2	7	5	1	3
4	2	7	5	3	6	1

4	2	5	3	1
2	5	3	1	4
5	3	1	4	2
1	4	2	5	3
3	1	4	2	5

3	5	1	6	4	7	2
6	1	4	2	7	3	5
1	3	6	4	2	5	7
4	6	2	7	5	1	3
2	4	7	5	3	6	1
7	2	5	3	1	4	6
5	7	3	1	6	2	4

1	4	2	5	3
3	1	4	2	5
5	3	1	4	2
2	5	3	1	4
4	2	5	3	1

19페이지 해답 ▶

3	1	4	2	5
1	4	2	5	3
5	3	1	4	2
2	5	3	1	4
4	2	5	3	1

5	3	6	1	4	7	2
1	6	2	4	7	3	5
3	1	4	6	2	5	7
6	4	7	2	5	1	3
2	7	3	5	1	4	6
4	2	5	7	3	6	1
7	5	1	3	6	2	4

5	3	1	4	2
2	5	3	1	4
4	2	5	3	1
1	4	2	5	3
3	1	4	2	5

2	5	3	6	1	4	7
4	7	5	1	3	6	2
6	2	7	3	5	1	4
3	6	4	7	2	5	1
1	4	2	5	7	3	6
5	1	6	2	4	7	3
7	3	1	4	6	2	5

3	5	1	4	2
5	2	3	1	4
1	3	4	2	5
4	1	2	5	3
2	4	5	3	1

암기 문제

제시된 단어를 4분간 외운 다음 종이로 가리고 밑의 기록란에 순서와 관계없이 생각나는 대로 5분 이내에 적기 바랍니다.

의장 의사 유아 탱크 가게 군함 대감 막내 불상 아가미
종말론 만물상 소득세 방부제 순두부 비둘기 설사약
고릴라 수문장 의정부 전갱이 당귀차 한탄강 강낭콩
우라늄 한산모시 고들빼기

기록란

계산 문제 적합한 숫자나 기호(+, -, ×, ÷)를 ( ) 안에 넣으시오.

6 - 4 = ( )	7 + 5 + 9 = ( )	7 - 2 + 5 = ( )
9 ( ) 6 = 15	9 - 6 + 3 = ( )	6 × 3 - 6 = ( )
5 - 2 = ( )	15 ( ) 3 + 3 = 8	9 - 6 + 7 = ( )
21 ÷ 3 = ( )	4 + 5 + 7 = ( )	9 + 3 - 2 = ( )
8 - 6 = ( )	8 ÷ 2 + 7 = ( )	5 + 8 - 6 = ( )
28 ÷ 4 = ( )	3 + 3 + 9 = ( )	7 + 8 + 7 = ( )
5 + 9 = ( )	12 - 6 + 3 = ( )	9 + 7 + 8 = ( )
8 ( ) 4 = 32	9 ( ) 3 + 2 = 5	3 + 3 + 8 = ( )
5 + 8 = ( )	8 - 5 + 8 = ( )	6 × 3 + 6 = ( )
6 - 3 = ( )	4 + 3 - 2 = ( )	20 - 7 ( ) 5 = 8
12 ÷ 6 = ( )	4 + 7 ( ) 7 = 18	6 + 9 - 7 = ( )
7 × 2 = ( )	7 + 7 - 6 = ( )	19 - 5 - 6 = ( )
8 ( ) 5 = 3	4 × 8 - 6 = ( )	8 + 8 ( ) 9 = 25
18 + 7 = ( )	4 + 8 - 4 = ( )	5 × 2 ( ) 6 = 16
6 + 8 = ( )	7 × 4 + 6 = ( )	7 + 9 - 8 = ( )
18 ÷ 2 = ( )	8 + 8 - 7 = ( )	5 × 2 + 5 = ( )
5 × 2 = ( )	18 ÷ 6 + 7 = ( )	9 - 4 + 6 = ( )
12 - 5 = ( )	5 × 6 + 8 = ( )	23 - 12 + 8 = ( )
8 - 4 = ( )	7 × 3 + 9 = ( )	15 + 9 - 7 = ( )
6 × 6 = ( )	7 - 4 + 16 = (	11 - 4 + 3 = ( )

9＋4－4＝(   )   4＋4＝6＋(   )   5－2＝8－(   )

7－4＋5＝(   )   9－6＝7－(   )   3×(   )＝6＋3

3＋8－3＝(   )   7＋(   )＝3＋6   8－6＝9－(   )

4÷2＋7＝(   )   4＋5＝6＋(   )   4＋3＝5＋(   )

18(   )6＋3＝15   (   )÷2＝2×2   8－6＝5－(   )

24÷3＋8＝(   )   3＋6＝5＋(   )   (   )＋7＝4＋6

6＋6(   )9＝21   13－6＝4＋(   )   7＋8＝6＋(   )

8×3＋5＝(   )   8(   )3＝9－4   3＋4＝2(   )5

3＋4＋7＝(   )   7－5＝(   )－2   9(   )3＝24＋3

5－4(   )3＝4   6＋3＝4＋(   )   36－7＝24＋(   )

28÷4＋4＝(   )   15(   )3＝7－   4＋9＝6＋(   )

5×5＋2＝(   )   7＋6＝4＋(   )   17－5＝3＋(   )

7＋7－4＝(   )   3×8＝4×(   )   3＋8＝6＋(   )

6×3－9＝(   )   14－4＝5＋(   )   7×2＝8＋(   )

(   )＋7＋8＝19   8×4＝38－(   )   4＋9＝5(   )8

8÷2＋5＝(   )   12(   )7＝9－4   9(   )2＝3×6

4×7－2＝(   )   54÷6＝4＋(   )   8－7＝5－(   )

9＋8－4＝(   )   8×6＝42＋(   )   12＋4＝7＋(   )

5＋3－2＝(   )   21(   )3＝4＋3   9－7＝4－(   )

4×6(   )2＝48   8－4＝2＋(   )   7×3＝15(   )6

5개 칸은 1부터 5까지, 7개 칸은 1부터 7까지 가로, 세로 중복되지 않게 순서에 상관없이 공란에 기입한다.

퍼즐 1 (5×5)

	4		5	3
		4		
3			1	
1		5		
				5

퍼즐 2 (5×5)

3	1			
	3			2
			5	
4		5		1
			1	

퍼즐 3 (5×5)

			3	1
1		2		
			2	
5			4	
	5			4

퍼즐 4 (7×7)

	2	5			4	
	6		7	5		4
1		7	5			2
	1			7	3	
7	3					1
4		3		6	2	
	5	1			7	3

퍼즐 5 (7×7)

4	1		5			6
6		5		7	4	
	5	7			6	3
3				4		5
	2		1		3	
7		6		1		2
	6		5	3		

Puzzle 1 (top-left, 5×5)

2		1		
	1			2
				4
	5		4	
5				3

Puzzle 2 (top-right, 7×7)

1		7	3		2	4
	7			1		
7		6		5		3
	2		7		6	1
	6			7		
4		3		2	5	
	3		1		7	2

Puzzle 3 (middle-left, 5×5)

3		5		
	3			1
		4		
4	2		3	
				2

Puzzle 4 (middle-right, 7×7)

7	2			6	3	
3		7			6	1
	7			4		
		6	3		5	7
4		1		3		
1	3		2		4	6
		3		5		4

Puzzle 5 (bottom-left, 5×5)

1		5		
	5			1
		4		
2			3	
		3		2

해답은 다음 페이지에 있습니다.

추리문제 해답

◀ 24페이지 해답

2	4	1	5	3
5	2	4	3	1
3	5	2	1	4
1	3	5	4	2
4	1	3	2	5

3	1	4	2	5
5	3	1	4	2
1	4	2	5	3
4	2	5	3	1
2	5	3	1	4

4	2	5	3	1
1	4	2	5	3
3	1	4	2	5
5	3	1	4	2
2	5	3	1	4

6	2	5	3	1	4	7
3	6	2	7	5	1	4
1	4	7	5	3	6	2
5	1	4	2	7	3	6
7	3	6	4	2	5	1
4	7	3	1	6	2	5
2	5	1	6	4	7	3

4	1	3	7	5	2	6
6	3	5	2	7	4	1
1	5	7	4	2	6	3
3	7	2	6	4	1	5
5	2	4	1	6	3	7
7	4	6	3	1	5	2
2	6	1	5	3	7	4

25페이지 해답 ▶

2	4	1	3	5
4	1	3	5	2
1	3	5	2	4
3	5	2	4	1
5	2	4	1	3

3	1	5	2	4
5	3	2	4	1
2	5	4	1	3
4	2	1	3	5
1	4	3	5	2

1	3	5	2	4
3	5	2	4	1
5	2	4	1	3
2	4	1	3	5
4	1	3	5	2

1	5	7	3	6	2	4
3	7	2	5	1	4	6
7	4	6	2	5	1	3
5	2	4	7	3	6	1
2	6	1	4	7	3	5
4	1	3	6	2	5	7
6	3	5	1	4	7	2

7	2	4	1	6	3	5
3	5	7	4	2	6	1
5	7	2	6	4	1	3
2	4	6	3	1	5	7
4	6	1	5	3	7	2
1	3	5	2	7	4	6
6	1	3	7	5	2	4

암기문제 제시된 단어를 4분간 외운 다음 종이로 가리고 밑의 기록란에 순서와 관계없이 생각나는 대로 5분 이내에 적기 바랍니다.

아귀 역도 연꽃 연인 택시 가구 굴뚝 당면 대게 종묘상
고무줄 여의봉 만우절 전기료 방사능 우등생 비디오
적혈구 의성군 아폴로 고령토 당나귀 저작권 해인사
할미꽃 불가리아 탱자나무

기록란

계산문제　적합한 숫자나 기호(+, -, ×, ÷)를 (　　) 안에 넣으시오.

9 - 5 = (　　)　　　7 + 5 + 3 = (　　)　　　5 - 2 + 8 = (　　)

5 + 6 = (　　)　　　9 - 6 + 8 = (　　)　　　5 × 3 - 2 = (　　)

7 - 2 = (　　)　　　5 + 7 + 3 = (　　)　　　9 - 6 + 6 = (　　)

18 ÷ 3 = (　　)　　　4 + 5 + 4 = (　　)　　　7 + 3 - 2 = (　　)

8 - 6 = (　　)　　　8 ÷ 2 + 2 = (　　)　　　3 + 8 - 2 = (　　)

20 ÷ 5 = (　　)　　　5 + 3 + 7 = (　　)　　　5 + 8 + 4 = (　　)

3 + 9 = (　　)　　　10 - 6 (　　) 3 = 7　　　3 + 7 + 4 = (　　)

3 × 4 = (　　)　　　8 - 3 + 5 = (　　)　　　5 + 3 + 2 = (　　)

8 + 8 = (　　)　　　7 - 5 + 7 = (　　)　　　5 × 3 (　　) 3 = 18

6 - 3 = (　　)　　　5 + 3 - 4 = (　　)　　　32 - 7 - 3 = (　　)

12 (　　) 4 = 3　　　3 (　　) 9 - 4 = 23　　　8 + 4 - 2 = (　　)

6 × 4 = (　　)　　　5 + 7 - 3 = (　　)　　　24 (　　) 4 + 2 = 8

7 - 5 = (　　)　　　4 × 8 - 2 = (　　)　　　4 + 8 - 4 = (　　)

18 + 7 = (　　)　　　7 + 8 - 2 = (　　)　　　4 × 2 + 16 = (　　)

5 + 8 = (　　)　　　4 × 4 + 6 = (　　)　　　7 + 9 (　　) 7 = 9

16 ÷ 2 = (　　)　　　5 + 12 (　　) 4 = 13　　　4 × 5 + 2 = (　　)

3 (　　) 6 = 18　　　18 ÷ 6 + 5 = (　　)　　　8 - 7 + 3 = (　　)

7 + 12 = (　　)　　　4 × 6 + 5 = (　　)　　　24 - 5 - 6 = (　　)

6 + 8 = (　　)　　　15 + 3 + 4 = (　　)　　　17 + 5 - 7 = (　　)

7 (　　) 6 = 13　　　8 - 4 + 12 = (　　)　　　21 ÷ 3 + 4 = (　　)

3 + 7 - 6 = (   )　　　5 + 3 = (   ) + 4　　　7 - 2 = 3 + (   )

8 - 4 + 5 = (   )　　　9 (   ) 4 = 8 - 3　　　4 × 3 = 2 (   ) 6

7 + 4 - 3 = (   )　　　5 + 7 = (   ) - 3　　　8 - 6 = 9 - (   )

28 ÷ 4 + 5 = (   )　　3 + 7 = 4 + (   )　　　9 + 3 = 6 + (   )

7 (   ) 6 + 3 = 4　　　4 (   ) 2 = 7 - 5　　　8 - 6 = 4 - (   )

24 ÷ 3 + 7 = (   )　　8 + 6 = 7 + (   )　　　4 + 8 = (   ) + 6

9 + 8 - 9 = (   )　　　13 (   ) 6 = 4 + 3　　(   ) + 8 = 6 + 9

5 × 6 + 3 = (   )　　　9 - 3 = 4 + (   )　　　3 + 4 = 9 (   ) 2

5 + 7 + 7 = (   )　　　8 (   ) 5 = 7 - 4　　　8 (   ) 3 = 4 × 6

8 - 4 (   ) 3 = 7　　　5 + 3 = 4 + (   )　　　37 - 7 = 5 (   ) 6

16 ÷ 4 + 5 = (   )　　3 + 9 + (   ) = 3 × 7　5 + 9 = 7 + (   )

3 (   ) 4 × 2 = 24　　(   ) + 7 = 5 + 9　　　13 - 5 = (   ) + 4

4 + 7 - 4 = (   )　　　4 × 8 = 27 + (   )　　(   ) + 8 = 5 + 9

8 + 7 + 4 = (   )　　　6 + 8 - 4 = (   )　　　5 × 2 + 12 = (   )

7 + 5 + 2 = (   )　　　4 (   ) 4 = 2 × 8　　　7 + 9 = 8 + (   )

18 ÷ 3 + 2 = (   )　　12 - 7 = (   ) + 2　　　8 × 2 = 9 + (   )

3 × 7 + 4 = (   )　　　36 ÷ 4 = 3 + (   )　　　9 - 7 = 5 (   ) 3

8 + 9 (   ) 5 = 12　　8 × 6 = (   ) + 37　　　9 + 8 = 12 + (   )

(   ) + 8 - 7 = 5　　　5 × 3 = 19 (   ) 4　　　9 + 9 = 3 (   ) 6

8 ÷ 4 × 2 = (   )　　　16 (   ) 4 = 7 - 3　　　12 ÷ 3 = 2 + (   )

추리
문제

5개 칸은 1부터 5까지, 7개 칸은 1부터 7까지 가로, 세로 중복되지 않게 순서에 상관없이 공란에 기입한다.

Grid 1 (5×5)

3			4	
		3		
				5
4		2		
	4		3	1

Grid 2 (5×5)

	5			4
			3	1
			5	
5	3			
3			2	

Grid 3 (5×5)

5		4	1	
		2	4	
1				
				2
	4			5

Grid 4 (7×7)

5		6		4		7
1	6				5	3
		4		2		
6		7	2		3	
	7		5	1		4
7		1			4	
		5	7		1	6

Grid 5 (7×7)

2	7				1	4
		7	5			6
		6	4		5	7
6	4		7			1
3			6	4		2
	3					7
7			3		4	2

Puzzle 1

		4		5
	3			
2		3		
	2		3	1
1				

Puzzle 2

	2		1	
2		3		
			2	
	4			5
3			5	

Puzzle 3

	5	1		
				5
	2		1	
		5		1
4				3

Puzzle 4

	1	4		2	5	
5	3		1	4		2
		2			3	
4		5	7			1
7				2		
	7			1	4	6
6		7		5		3

Puzzle 5

6		2	5		3	
				3		4
	2	7		5	1	
1		4			5	
5	3		4	6		7
	1			4	7	
7		3	6			2

해답은 다음 페이지에 있습니다.

31

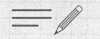

해답

◀ 30페이지 해답

3	5	1	4	2
5	2	3	1	4
1	3	4	2	5
4	1	2	5	3
2	4	5	3	1

5	3	6	1	4	2	7
1	6	2	4	7	5	3
3	1	4	6	2	7	5
6	4	7	2	5	3	1
2	7	3	5	1	6	4
7	5	1	3	6	4	2
4	2	5	7	3	1	6

2	5	3	1	4
4	2	5	3	1
1	4	2	5	3
5	3	1	4	2
3	1	4	2	5

2	7	5	3	6	1	4
4	2	7	5	1	3	6
1	6	4	2	5	7	3
6	4	2	7	3	5	1
3	1	6	4	7	2	5
5	3	1	6	2	4	7
7	5	3	1	4	6	2

5	2	4	1	3
3	5	2	4	1
1	3	5	2	4
4	1	3	5	2
2	4	1	3	5

31페이지 해답 ▶

3	1	4	2	5
5	3	1	4	2
2	5	3	1	4
4	2	5	3	1
1	4	2	5	3

3	1	4	6	2	5	7
5	3	6	1	4	7	2
1	6	2	4	7	3	5
4	2	5	7	3	6	1
7	5	1	3	6	2	4
2	7	3	5	1	4	6
6	4	7	2	5	1	3

4	2	5	1	3
2	5	3	4	1
5	3	1	2	4
1	4	2	3	5
3	1	4	5	2

6	4	2	5	7	3	1
2	7	5	1	3	6	4
4	2	7	3	5	1	6
1	6	4	7	2	5	3
5	3	1	4	6	2	7
3	1	6	2	4	7	5
7	5	3	6	1	4	2

3	5	1	4	2
1	3	4	2	5
5	2	3	1	4
2	4	5	3	1
4	1	2	5	3

암기 문제 제시된 단어를 4분간 외운 다음 종이로 가리고 밑의 기록란에 순서와 관계없이 생각나는 대로 5분 이내에 적기 바랍니다.

우동 종가 신부 탱고 고래 만두 뷔페 비료 서랍 여행사
종삼품 우리말 전당포 말고기 식육점 가계부 방송국
응접실 고령군 단무지 적외선 함박눈 턱시도 고라니
의령군 종군기자 고목나무

기록란

적합한 숫자나 기호(+, -, ×, ÷)를 ( ) 안에 넣으시오.

8 - 5 = ( )   3 + 5 + 9 = ( )   7 - 2 + 3 = ( )

9 - 3 = ( )   7 - 6 + 7 = ( )   9 × 3 - 2 = ( )

8 - 2 = ( )   4 + 7 + 2 = ( )   7 - 6 + 9 = ( )

18 ÷ 3 = ( )   5 + 5 + 3 = ( )   3 + 3 - 2 = ( )

8 - 3 = ( )   8 ÷ 2 + 7 = ( )   7 + 8 - 2 = ( )

24 ÷ 4 = ( )   5 + 3 ( ) 6 = 14   5 + 8 + 3 = ( )

6 + 9 = ( )   11 - 6 + 5 = ( )   16 + 7 ( ) 8 = 31

7 × 4 = ( )   9 - 3 - 1 = ( )   7 + 3 + 9 = ( )

9 ( ) 8 = 17   8 - 5 + 4 = ( )   5 × 3 + 4 = ( )

7 - 3 = ( )   4 + 3 - 2 = ( )   32 ( ) 4 - 3 = 5

18 ÷ 6 = ( )   5 ( ) 3 + 6 = 21   8 + 9 - 7 = ( )

5 ( ) 4 = 20   4 + 7 - 2 = ( )   12 - 5 - 2 = ( )

8 - 5 = ( )   5 × 7 - 3 = ( )   8 + 8 ( ) 9 = 7

10 + 7 = ( )   8 + 8 - 2 = ( )   4 × 2 + 12 = ( )

6 + 8 = ( )   6 × 4 + 6 = ( )   9 + 9 - 2 = ( )

14 ( ) 2 = 7   9 + 12 ( ) 7 = 14   7 × 2 - 8 = ( )

8 × 6 = ( )   18 ÷ 6 + 4 = ( )   18 - 7 - 2 = ( )

12 - 5 = ( )   4 × 6 + 8 = ( )   6 - 2 + 9 = ( )

8 - 7 = ( )   10 × 3 + 3 = ( )   13 + 3 - 2 = ( )

6 × 9 = ( )   8 - 4 + 13 = ( )   12 × 2 + 6 = ( )

$9+6-3=(\quad)$ $8+5=4+(\quad)$ $5-2=8-(\quad)$

$9(\quad)3+6=12$ $9-6=7-(\quad)$ $6\times3=2(\quad)9$

$5+7-4=(\quad)$ $8+7=(\quad)+6$ $9-6=6-(\quad)$

$10\div5+6=(\quad)$ $4(\quad)5=12+8$ $6+3=5(\quad)4$

$7-5+4=(\quad)$ $8\div2=2+(\quad)$ $6+8=2(\quad)7$

$28\div4+8=(\quad)$ $9+3=3(\quad)4$ $8+7=3\times(\quad)$

$(\quad)+6+9=24$ $9-6=9(\quad)3$ $5+7=6+(\quad)$

$2(\quad)4+4=12$ $8-3=3+(\quad)$ $8+3=17(\quad)6$

$7+7+4=(\quad)$ $(\quad)-5=4+3$ $4(\quad)3=5+7$

$7-2+4=(\quad)$ $7+3=5(\quad)5$ $32(\quad)8=2+2$

$24\div2+7=(\quad)$ $9+9=2(\quad)9$ $7+9=2(\quad)8$

$5\times7+5=(\quad)$ $7-6=9-(\quad)$ $18-5=4+(\quad)$

$7+7-4=(\quad)$ $5\times8=34(\quad)6$ $8+8=4\times(\quad)$

$10+4+5=(\quad)$ $(\quad)-4=3\times4$ $5\times2=3+(\quad)$

$8(\quad)3+4=9$ $5\times(\quad)=14+6$ $8(\quad)4=6+6$

$12\div2+3=(\quad)$ $5+7=6(\quad)6$ $5\times2\times4=(\quad)$

$4\times6(\quad)2=48$ $18\div6=9-(\quad)$ $8-(\quad)=2+3$

$8+13-2=(\quad)$ $5\times6=23+(\quad)$ $(\quad)-8=4+3$

$7+8-(\quad)=8$ $14(\quad)3=34+8$ $9-7=8(\quad)4$

$9\div3+2=(\quad)$ $36(\quad)4=3\times3$ $24\div4=3+(\quad)$

**추리
문제**
5개 칸은 1부터 5까지, 7개 칸은 1부터 7까지 가로, 세로 중복되지
않게 순서에 상관없이 공란에 기입한다.

	4		3	
4		3		
			2	
5			1	
	5			1

4			2			7
	6	4		3	1	
5	2			6		1
7				6		
	7		1	4		6
6	3				5	2
1		3	6		7	

1				4
	5		4	
5				
2			3	
		3		2

1	4		2		7	
5		3		2		7
	5				1	
7		5			6	2
	7		5	1		6
6		4	7		5	
	6				2	5

3		4		
	4			3
		5		
2	5		1	
				2

Grid 1

2				
			4	
	1	4		5
1				3
	2		3	

Grid 2

	2			1
				4
	3		4	
3				5
1		2		

Grid 3

3		5		
	3	2		1
	4		5	
4				
			1	

Grid 4

3		1	6		4	
			5			3
	6	2		3	5	
1		6			2	
5	7		1	4		2
	4			1	3	
7		5	3			4

Grid 5

1		5		2		4
4				2		
	1		5	7		2
3			2		1	6
	7	2		6	3	
7			6	1		
2		6			7	5

해답은 다음 페이지에 있습니다.

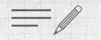

 해답

◀ 36페이지 해답

2	4	1	3	5
4	1	3	5	2
1	3	5	2	4
5	2	4	1	3
3	5	2	4	1

1	3	5	2	4
3	5	2	4	1
5	2	4	1	3
2	4	1	3	5
4	1	3	5	2

3	1	4	2	5
1	4	2	5	3
4	2	5	3	1
2	5	3	1	4
5	3	1	4	2

4	1	6	2	5	3	7
2	6	4	7	3	1	5
5	2	7	3	6	4	1
7	4	2	5	1	6	3
3	7	5	1	4	2	6
6	3	1	4	7	5	2
1	5	3	6	2	7	4

1	4	6	2	5	7	3
5	1	3	6	2	4	7
2	5	7	3	6	1	4
7	3	5	1	4	6	2
4	7	2	5	1	3	6
6	2	4	7	3	5	1
3	6	1	4	7	2	5

37페이지 해답 ▶

2	5	3	1	4
5	3	1	4	2
3	1	4	2	5
1	4	2	5	3
4	2	5	3	1

4	2	5	3	1
2	5	3	1	4
5	3	1	4	2
3	1	4	2	5
1	4	2	5	3

3	1	5	2	4
5	3	2	4	1
1	4	3	5	2
4	2	1	3	5
2	5	4	1	3

3	5	1	6	2	4	7
6	1	4	2	5	7	3
4	6	2	7	3	5	1
1	3	6	4	7	2	5
5	7	3	1	4	6	2
2	4	7	5	1	3	6
7	2	5	3	6	1	4

1	3	5	7	2	6	4
4	6	1	3	5	2	7
6	1	3	5	7	4	2
3	5	7	2	4	1	6
5	7	2	4	6	3	1
7	2	4	6	1	5	3
2	4	6	1	3	7	5

암기문제 제시된 단어를 4분간 외운 다음 종이로 가리고 밑의 기록란에 순서와 관계없이 생각나는 대로 5분 이내에 적기 바랍니다.

좁쌀 유산 응달 함지 터널 굴젓 방어 비경 섣달 연금술
종달새 권리금 연구생 적십자 설악산 망둥이 비빔밥
승무원 방수복 전등사 우간다 함양군 당인리 고드름
털모자 쑥부쟁이 석가모니

기록란

계산 문제 적합한 숫자나 기호(+, -, ×, ÷)를 ( ) 안에 넣으시오.

18 - 15 = (　) 　　8 + 5 + 2 = (　) 　　4 - 2 + 4 = (　)

16 - 3 = (　) 　　7 - 6 + 5 = (　) 　　8 × 3 - 7 = (　)

7 - 2 = (　) 　　5 + 7 + 4 = (　) 　　7 - 6 + 2 = (　)

21 ÷ 3 = (　) 　　6 + 5 + 3 = (　) 　　5 + 3 - 4 = (　)

27 - 16 = (　) 　　8 ÷ 2 + 8 = (　) 　　4 + 8 - 2 = (　)

24 ÷ 3 = (　) 　　4 + 3 (　) 6 = 13 　　5 + 8 + 3 = (　)

7 + 16 = (　) 　　15 - 6 + 7 = (　) 　　7 (　) 3 - 8 = 13

13 × 3 = (　) 　　8 - 3 - 3 = (　) 　　3 + 3 + 2 = (　)

9 + 8 = (　) 　　9 - 5 + 8 = (　) 　　4 × 3 + 4 = (　)

15 (　) 4 = 11 　　5 + 3 (　) 5 = 3 　　28 - 7 - 2 = (　)

32 ÷ 4 = (　) 　　9 + 5 + 9 = (　) 　　8 + 9 - 4 = (　)

3 (　) 12 = 36 　　8 + 2 - 2 = (　) 　　12 - 5 + 4 = (　)

15 - 5 = (　) 　　4 × 2 + 6 = (　) 　　8 + 8 (　) 9 = 7

18 + 16 = (　) 　　5 + 2 - 2 = (　) 　　6 × 2 + 3 = (　)

8 (　) 7 = 15 　　8 (　) 4 + 5 = 7 　　7 + 9 - 3 = (　)

14 ÷ 2 = (　) 　　6 + 2 - 5 = (　) 　　6 × 2 (　) 4 = 8

4 × 12 = (　) 　　18 ÷ 3 + 3 = (　) 　　8 + 3 + 2 = (　)

9 + 12 = (　) 　　7 × 2 + 2 = (　) 　　8 - 5 + 2 = (　)

17 + 8 = (　) 　　11 × 3 + 4 = (　) 　　4 + 9 + 3 = (　)

5 × 6 = (　) 　　7 - 4 + 9 = (　) 　　5 × 5 + 7 = (　)

$5(\ \ )8+5=45$ $4+5=3+(\ \ )$ $5-2=8(\ \ )5$

$9+4+3=(\ \ )$ $9-6=7(\ \ )4$ $6\times3=9(\ \ )2$

$4(\ \ )5-2=7$ $7+3=15-(\ \ )$ $9-6=6-(\ \ )$

$18\times2+6=(\ \ )$ $5+5+7=(\ \ )$ $19-5=2(\ \ )7$

$8(\ \ )6+3=5$ $10\div2=3+(\ \ )$ $5+8=7+(\ \ )$

$36\div4+5=(\ \ )$ $(\ \ )+6=3\times4$ $8+7=6+(\ \ )$

$5\times6+4=(\ \ )$ $7(\ \ )3=2+2$ $7+8=19-(\ \ )$

$6\times4+7=(\ \ )$ $6+3=3(\ \ )3$ $3+4=9(\ \ )2$

$(\ \ )+9+8=21$ $45(\ \ )5=4+5$ $3\times3=6+(\ \ )$

$6+5-3=(\ \ )$ $5+3-=6+(\ \ )$ $4\times7=14+(\ \ )$

$13\times3+7=(\ \ )$ $9+9=3(\ \ )6$ $(\ \ )-7=5-2$

$4(\ \ )4\times2=32$ $5+7=6(\ \ )6$ $9-5=8(\ \ )4$

$9\div3+8=(\ \ )$ $8(\ \ )2=7+9$ $8-(\ \ )=5-3$

$8+6+(\ \ )=21$ $6+8=5+(\ \ )$ $2\times12=3(\ \ )8$

$5+9+7=(\ \ )$ $4\times6=17+(\ \ )$ $5+9=8+(\ \ )$

$14\times2-5=(\ \ )$ $6+12=3\times(\ \ )$ $(\ \ )\times4=5+7$

$5\times6(\ \ )6=5$ $18\div6=7-(\ \ )$ $8-7=9(\ \ )8$

$3(\ \ )9-5=7$ $5(\ \ )6=23+7$ $8+8=2(\ \ )8$

$5+7-7=(\ \ )$ $6\times3=9+(\ \ )$ $49(\ \ )7=4+3$

$8\div2+6=(\ \ )$ $6-4=8-(\ \ )$ $16\div4=2+(\ \ )$

5개 칸은 1부터 5까지, 7개 칸은 1부터 7까지 가로, 세로 중복되지 않게 순서에 상관없이 공란에 기입한다.

그리드 1

1		2	5	
	5			4
		1		2
3	1			

그리드 2

5		4		
	4		3	
		3		2
	3			
	5			1

그리드 3

	5			
		4	2	
	1			3
			3	
5		3		4

그리드 4

	7	2			3	6
	3			4		2
4		1	3		2	
	2		6			
2		6		5		3
	1		5		4	7
3	5		2		1	

그리드 5

2		6		3	7	
	2			1		3
5		2	4		3	
	5			4		6
6		3		7		
	6		3		2	7
1		5		2		4

	4		5	
		3		5
		5		
	2			1
3		2		

4	1		6		7	5
		1		7		
6		5		4		7
	7		5		6	
	4	6		5		1
5		4		3	1	
1			3			2

	1		2	4
	4	3		
2		4		
5				1

6		1		7		4
2	6		1		5	
	4					5
4			3	5		2
	5			2		
3		5	2		6	1
	2	7			6	1

	2		1	
2		3		
			2	
3			5	
	4			5

해답은 다음 페이지에 있습니다.

해답

◀ 42페이지 해답

1번 그리드

1	4	2	5	3
4	2	5	3	1
2	5	3	1	4
5	3	1	4	2
3	1	4	2	5

5	2	4	1	3
2	4	1	3	5
4	1	3	5	2
1	3	5	2	4
3	5	2	4	1

3	5	1	4	2
1	3	4	2	5
4	1	2	5	3
2	4	5	3	1
5	2	3	1	4

5	7	2	4	1	3	6
1	3	5	7	4	6	2
4	6	1	3	7	2	5
7	2	4	6	3	5	1
2	4	6	1	5	7	3
6	1	3	5	2	4	7
3	5	7	2	6	1	4

2	4	6	1	3	7	5
7	2	4	6	1	5	3
5	7	2	4	6	3	1
3	5	7	2	4	1	6
6	1	3	5	7	4	2
4	6	1	3	5	2	7
1	3	5	7	2	6	4

43페이지 해답 ▶

2	4	1	5	3
4	1	3	2	5
1	3	5	4	2
5	2	4	3	1
3	5	2	1	4

3	1	5	2	4
1	4	3	5	2
4	2	1	3	5
2	5	4	1	3
5	3	2	4	1

4	2	5	1	3
2	5	3	4	1
5	3	1	2	4
3	1	4	5	2
1	4	2	3	5

4	1	3	6	2	7	5
2	6	1	4	7	5	3
6	3	5	1	4	2	7
3	7	2	5	1	6	4
7	4	6	2	5	3	1
5	2	4	7	3	1	6
1	5	7	3	6	4	2

6	3	1	5	7	2	4
2	6	4	1	3	5	7
7	4	2	6	1	3	5
4	1	6	3	5	7	2
1	5	3	7	2	4	6
3	7	5	2	4	6	1
5	2	7	4	6	1	3

암기문제 제시된 단어를 4분간 외운 다음 종이로 가리고 밑의 기록란에 순서와 관계없이 생각나는 대로 5분 이내에 적기 바랍니다.

터키 연극 종로 식혜 여승 역학 털실 궁궐 비녀 주유소
수세미 아파트 좀생이 대각선 망부석 비서관 구절초
방앗간 용인시 고등어 굼벵이 전리품 음악당 핫머니
적신호 가락국수 불가사리

기록란

계산 문제 적합한 숫자나 기호(+, -, ×, ÷)를 ( ) 안에 넣으시오.

18 - 5 = (　) 　 4 + 5 + 9 = (　) 　 8 - 6 + 8 = (　)

2 4 - 6 = (　) 　 9 - 6 + 2 = (　) 　 6 × 3 - 7 = (　)

16 - 12 = (　) 　 4 + 7 + 1 = (　) 　 7 - 4 + 3 = (　)

15 ÷ 3 = (　) 　 8 + 5 + 2 = (　) 　 4 + 8 - 5 = (　)

17 - 6 = (　) 　 12 ÷ 2 + 9 = (　) 　 8 + 4 - 6 = (　)

2 4 (　) 4 = 6 　 4 (　) 3 + 6 = 18 　 3 × 8 + 7 = (　)

16 + 9 = (　) 　 7 - 6 + 8 = (　) 　 5 + 7 - 2 = (　)

6 × 6 = (　) 　 7 - 3 + 5 = (　) 　 8 + 9 (　) 4 = 21

14 (　) 4 = 56 　 9 - 5 (　) 8 = 12 　 4 × 3 + 6 = (　)

27 - 14 = (　) 　 6 + 3 - 2 = (　) 　 33 - 7 - 2 = (　)

48 ÷ 6 = (　) 　 4 + 9 + 3 = (　) 　 8 + 9 - 9 = (　)

4 × 12 = (　) 　 8 + 7 - 2 = (　) 　 17 - 2 - 6 = (　)

18 - 5 = (　) 　 7 × 8 - 7 = (　) 　 4 + 8 - 2 = (　)

19 + 17 = (　) 　 4 + 8 - 6 = (　) 　 5 × 2 + 12 = (　)

8 (　) 18 = 26 　 8 × 4 + 3 = (　) 　 3 (　) 9 - 8 = 19

2 6 ÷ 2 = (　) 　 7 (　) 12 - 7 = 12 　 6 × 2 + 4 = (　)

3 × 12 = (　) 　 18 ÷ 6 + 2 = (　) 　 6 - 3 + 3 = (　)

32 - 25 = (　) 　 4 × 6 + 4 = (　) 　 25 (　) 5 + 8 = 13

18 - 7 = (　) 　 13 × 3 + 2 = (　) 　 11 + 9 - 2 = (　)

14 × 2 = (　) 　 6 - 4 + 9 = (　) 　 20 ÷ 4 × 8 = (　)

월   일

5+8-7=(　)　　　3+5=(　)-6　　　8-2=9-(　)

(　)-3+6=11　　9-6=7-(　)　　7(　)3=14+7

4+8-2=(　)　　　8(　)7=9+6　　7(　)3=2+2

18÷3+6=(　)　　6+5=7+(　)　　6+3=5+(　)

8÷2+6=(　)　　　8÷2=9(　)5　　8(　)2=3+3

36÷4+5=(　)　　4(　)6=3+7　　7(　)7=6+8

36(　)6+9=15　　9(　)3=2+1　　3+8=6+(　)

7(　)4+4=32　　7-3=9(　)5　　3×4=2(　)6

4(　)9+8=21　　8-5=7-(　)　　3×3=5+(　)

6+5-4=(　)　　　24(　)6=6-2　　7-2=3+(　)

12×3-6=(　)　　3(　)4=7+5　　6÷2=6-(　)

6÷2+6=(　)　　　9-3=2+(　)　　19-7=3(　)4

8+4-3=(　)　　　5×8=36+(　)　　4+8=6+(　)

5+5+7=(　)　　　(　)-4=3×6　　5×2=3+(　)

3+7(　)8=2　　　5×4=(　)+15　　5+(　)=3×4

16+2-9=(　)　　9-(　)=3+4　　4×2=9(　)1

4×7+2=(　)　　　30÷6=7-(　)　　(　)-7=4+3

5+9-4=(　)　　　6×8=45+(　)　　4+12=7+(　)

6+6-4=(　)　　　5×3=8(　)7　　19-9=4+(　)

5×4(　)2=40　　9-4=2+(　)　　7×3=16(　)5

5개 칸은 1부터 5까지, 7개 칸은 1부터 7까지 가로, 세로 중복되지 않게 순서에 상관없이 공란에 기입한다.

2				3
	1		2	
				2
	5			
5		4	3	

1		3	6			4
	1	6		5		
2			7	3		5
6		1				2
	7	5		4	2	
	4		5	1		3
5		7			4	

	3			4
			5	
2		1		
	2		1	
3			4	

	3		1			2
4	7					6
6		4	7		3	
	6			2		5
1		6			5	3
	1	3		4	2	
2			3	1		4

	5			1
			2	
4		3		2
	4			
5			1	

① (5×5)

2	5		1	
		5		
				3
3		4		
			4	2

② (7×7)

	5	1		2		
1		6	4		2	5
	1		2	5		3
				3	5	
	4				3	6
7	2		3			4
5		3		4	6	

③ (5×5)

	1		2	
		3		2
	3			
	5	4		
4				5

④ (7×7)

	2		1		7	5
1	4	6		5		
					5	
2		7		6		1
7	3		2		1	6
		1		7	4	
	1		7	2		4

⑤ (5×5)

5				
	1		2	
1				3
			3	
	5	3		4

해답은 다음 페이지에 있습니다.

추리
문제

해답

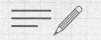

◀ 48페이지 해답

2	4	1	5	3
4	1	3	2	5
1	3	5	4	2
3	5	2	1	4
5	2	4	3	1

1	3	5	2	4
4	1	3	5	2
2	4	1	3	5
5	2	4	1	3
3	5	2	4	1

3	5	2	4	1
1	3	5	2	4
4	1	3	5	2
2	4	1	3	5
5	2	4	1	3

1	5	3	6	2	7	4
4	1	6	2	5	3	7
2	6	4	7	3	1	5
6	3	1	4	7	5	2
3	7	5	1	4	2	6
7	4	2	5	1	6	3
5	2	7	3	6	4	1

7	3	5	1	6	4	2
4	7	2	5	3	1	6
6	2	4	7	5	3	1
3	6	1	4	2	7	5
1	4	6	2	7	5	3
5	1	3	6	4	2	7
2	5	7	3	1	6	4

49페이지 해답 ▶

2	5	3	1	4
4	2	5	3	1
1	4	2	5	3
3	1	4	2	5
5	3	1	4	2

3	1	5	2	4
1	4	3	5	2
5	3	2	4	1
2	5	4	1	3
4	2	1	3	5

5	3	1	4	2
3	1	4	2	5
1	4	2	5	3
4	2	5	3	1
2	5	3	1	4

3	5	1	6	2	4	7
1	3	6	4	7	2	5
6	1	4	2	5	7	3
4	6	2	7	3	5	1
2	4	7	5	1	3	6
7	2	5	3	6	1	4
5	7	3	1	4	6	2

◀ 48페이지 해답

6	2	4	1	3	7	5
1	4	6	3	5	2	7
4	7	2	6	1	5	3
2	5	7	4	6	3	1
7	3	5	2	4	1	6
3	6	1	5	7	4	2
5	1	3	7	2	6	4

암기 문제 제시된 단어를 4분간 외운 다음 종이로 가리고 밑의 기록란에 순서와 관계없이 생각나는 대로 5분 이내에 적기 바랍니다.

> 은행 종이 우물 주인 유모 통로 교복 방자 비누 주전자
> 아궁이 갖바치 고물상 방울뱀 종유굴 용의자 고두밥
> 비스킷 망상어 좀도둑 핫바지 대관령 음성군 가덕도
> 적멸궁 가다랑어 귀뚜라미

기록란

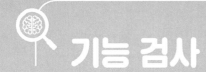

기능 검사

☑ 숫자 읽기

아래 숫자를 숫자(예 4-사, 9-구, 3-삼, 6-육과 같이)로 끝까지 소리 내어 읽고 걸린 시간을 기록한다.　　　　　　　　　　　　　[　　　분　　　초]

```
3 6 9 7 6 5 7 8 4 5 8 3 6 7 5 6 9 3 6 5 9
7 6 5 3 6 9 5 4 5 5 8 4 3 8 4 8 7 3 6 9 5
7 9 3 9 4 6 8 7 8 9 4 6 8 3 7 9 4 7 8 4 7
3 5 9 3 6 8 4 8 7 5 8 9 4 8 6 3 3 7 6 4 9
8 9 4 6 8 7 3 9 7 6 5 8 9 4 6 8 3 4 7 8 3
3 9 8 7 5 3 6 5 7 8 7 3 6 9 7 3 6 5 7 8 4
3 8 6 7 9 3 5 7 6 6 3 8 7 5 5 9 4 6 8 4 9
8 5 7 7 8 5 6 4 4 9 6 7 4 8 4 6 9 3 5 6 4
5 8 4 5 4 7 9 8 4 9 6 3 7 3 9 6 8 5 4 7 9
3 3 4 5 8 5 8 5 4 7 8 3 6 5 4 6 7 6 9 3 5
8 7 6 8 3 4 8 6 9 4 6 7 8 3 6 9 7 6 3 9 6
8 9 9 5 3 4 7 6 9 4 6 9 5 3 7 5 6 5 6 3 8
3 5 6 8 3 7 6 3 8 8 5 5 7 6 8 3 8 5 7 4 6
7 4 5 9 8 4 3 6 5 4 7 8 9 6 3 8 7 4 5 9 4
```

☑ 색채 읽기

위 숫자를 숫자로 읽지 않고 색채(예 5-빨강, 6-파랑, 4-노랑, 7-빨강, 8-검정, 6-초록, 4-보라와 같이)로 소리 내어 읽는다.　　　　[　　　분　　　초]

☑ 숫자 계산

숫자를 더해서 십 자리는 제하고 한 자릿수만 적는다. 예를 들어 9와 6을 더하면 15이지만 10은 제하고 5만, 6과 8을 더하면 14이지만 4만, 8과 3은 1을, 3과 7은 0을 숫자와 숫자 사이에 적는다(7. **책의 사용 방법 설명 참조**). 끝까지 한 다음 걸린 시간을 기록한다. [분   초]

```
7 8 4 7 8 9 4 6 7 3 7 3 6 9 5 8 7 3 6 5 7 9 3
6 7 6 8 9 5 9 7 4 6 3 7 9 3 8 6 3 6 9 7 6 5 7
8 4 5 8 3 6 7 5 6 9 3 6 5 9 7 6 5 3 6 9 5 4 5
5 8 4 3 8 4 7 3 6 9 5 7 9 3 9 4 6 8 7 8 9 4
6 8 3 7 9 4 7 8 4 7 3 5 9 3 6 8 4 8 7 5 8 9 4
8 6 3 3 7 6 4 9 8 9 4 6 8 7 3 9 7 6 5 8 9 4 6
8 3 4 7 8 3 3 9 8 7 5 3 6 5 7 8 7 3 6 9 7 3 6
5 7 8 4 3 8 6 7 9 3 5 7 6 6 3 8 7 5 5 9 4 6 8
4 9 8 5 7 7 8 5 6 4 4 9 6 7 4 8 4 6 9 3 5 6 4
5 8 4 5 4 7 9 8 4 9 6 3 7 3 9 6 8 5 4 7 9 3 3
4 5 8 5 8 5 4 7 8 3 6 5 4 6 7 6 9 3 5 8 7 6 8
3 4 8 6 9 4 6 7 8 3 6 9 7 6 3 9 6 8 9 9 5 3 4
7 6 9 7 9 5 7 8 4 7 6 3 9 8 4 9 7 6 3 8 5 4 6
7 9 5 8 4 7 8 5 3 9 5 7 5 8 6 4 7 9 4 6 5 7 8
6 3 8 3 5 6 8 3 7 6 3 8 8 5 5 7 6 8 3 8 5 9 3
7 9 4 8 7 3 5 8 6 7 9 4 7 8 6 5 3 7 8 6 3 8 4
7 6 9 7 3 5 6 8 3 5 9 3 5 4 7 5 8 9 4 8 6 6 8
3 7 5 3 8 4 5 8 6 5 7 9 5 6 9 4 6 9 4 5 3 4 7
```

계산 문제   적합한 숫자나 기호(+, -, ×, ÷)를 ( ) 안에 넣으시오.

13 + 5 = (　　)　　　8 + 5 + 3 = (　　)　　　7 - 6 + 2 = (　　)

17 - 6 = (　　)　　　7 - 6 + 2 = (　　)　　　5 × 3 + 7 = (　　)

6 + 15 = (　　)　　　9 + 7 + 7 = (　　)　　　7 - 6 + 8 = (　　)

24 ÷ 3 = (　　)　　　8 + 5 + 8 = (　　)　　　4 + 3 + 4 = (　　)

29 - 16 = (　　)　　　16 ÷ 2 + 6 = (　　)　　　4 + 8 + 2 = (　　)

27 ÷ 3 = (　　)　　　5 + 3 + 2 = (　　)　　　4 + 8 - 4 = (　　)

14 + 19 = (　　)　　　14 - 6 + 1 = (　　)　　　8 - 7 + 3 = (　　)

9 (　　) 4 = 36　　　4 (　　) 3 - 2 = 10　　　8 + 3 + 9 = (　　)

9 (　　) 8 = 17　　　7 - 5 + 4 = (　　)　　　3 × 3 + 7 = (　　)

15 - 13 = (　　)　　　6 + 3 - 2 = (　　)　　　9 - 7 (　　) 8 = 10

54 ÷ 6 = (　　)　　　7 + 9 (　　) 3 = 19　　　6 + 9 - 3 = (　　)

13 × 2 = (　　)　　　6 + 7 - 4 = (　　)　　　14 - 5 - 2 = (　　)

7 (　　) 4 = 28　　　4 × 8 - 13 = (　　)　　　5 (　　) 8 - 9 = 31

7 + 27 = (　　)　　　8 + 8 - 3 = (　　)　　　4 × 2 + 17 = (　　)

31 + 8 = (　　)　　　5 × 4 + 9 = (　　)　　　3 + 9 - 3 = (　　)

25 (　　) 5 = 5　　　8 (　　) 2 + 7 = 11　　　4 × 2 + 8 = (　　)

4 × 6 = (　　)　　　8 + 6 + 18 = (　　)　　　7 + 5 + 4 = (　　)

12 - 5 = (　　)　　　5 × 6 + 8 = (　　)　　　24 - 8 + 8 = (　　)

28 - 17 = (　　)　　　12 × 3 + 3 = (　　)　　　17 + 9 - 9 = (　　)

5 × 6 = (　　)　　　6 - 4 + 13 = (　　)　　　35 (　　) 7 + 3 = 8

$4 \times 5 - 4 = (\quad)$ $7 + 5 = 3 + (\quad)$ $6 - 2 = 9 - (\quad)$

$7 - 2 + 7 = (\quad)$ $7 - 6 = 8 - (\quad)$ $4 \times 3 = 2 (\quad) 6$

$5 (\quad) 5 - 2 = 8$ $(\quad) \div 7 = 3 + 3$ $9 - 6 = 6 (\quad) 3$

$8 \times 4 + 6 = (\quad)$ $8 + (\quad) = 4 + 9$ $7 + 3 = 2 (\quad) 8$

$7 - 4 + 6 = (\quad)$ $6 \div 2 = 7 - (\quad)$ $8 - 2 = 9 - (\quad)$

$24 \div 6 + 4 = (\quad)$ $7 + 3 = 5 + (\quad)$ $3 + 8 = 7 + (\quad)$

$6 + 3 + 7 = (\quad)$ $6 + 3 = 27 (\quad) 3$ $7 + 8 = 3 \times (\quad)$

$7 \times 4 (\quad) 4 = 32$ $9 - 3 = 3 (\quad) 2$ $9 + 3 = 6 (\quad) 2$

$9 \div 3 + 7 = (\quad)$ $8 - 5 = 9 - (\quad)$ $4 \times 3 = 7 + (\quad)$

$8 (\quad) 4 + 3 = 5$ $7 + 3 = 6 + (\quad)$ $35 - 7 = 4 \times (\quad)$

$8 \div 2 + 7 = (\quad)$ $12 (\quad) 5 = 9 + 8$ $7 + 9 = 8 + (\quad)$

$6 (\quad) 4 \times 3 = 72$ $6 (\quad) 6 = 27 + 9$ $8 (\quad) 3 = 9 - 4$

$3 \times 8 - 5 = (\quad)$ $7 \times 2 = 6 + (\quad)$ $9 (\quad) 3 = 7 - 4$

$9 + 5 + 4 = (\quad)$ $5 + 8 = 4 + (\quad)$ $4 \times 2 = 3 + (\quad)$

$4 (\quad) 7 + 8 = 19$ $3 \times 6 = 2 (\quad) 9$ $6 + 9 = 3 \times (\quad)$

$9 \div 3 + 9 = (\quad)$ $8 + 12 = 4 (\quad) 5$ $6 \times 2 = 8 + (\quad)$

$8 + 6 - 2 = (\quad)$ $12 \div 4 = 2 (\quad) 1$ $8 - (\quad) = 4 + 2$

$6 + 12 - 4 = (\quad)$ $7 \times 6 = 28 + (\quad)$ $12 + (\quad) = 4 \times 5$

$5 + 6 - 3 = (\quad)$ $12 \times 2 = 14 + (\quad)$ $3 \times 8 = (\quad) + 15$

$9 - 4 + 7 = (\quad)$ $12 \div (\quad) = 12 - 9$ $7 + 6 = 19 - (\quad)$

5개 칸은 1부터 5까지, 7개 칸은 1부터 7까지 가로, 세로 중복되지 않게 순서에 상관없이 공란에 기입한다.

			4	2
5			1	
2				
	1		5	
		4		5

2			3	
	2			3
			4	
1		5		4
	1			

3				
1		2		
	2		3	
2				4
		1	4	

2		7	3			1
4					6	3
	2	4		3	1	
1			2			7
5		3			7	
	3		1	4		6
3		1	4		5	

	7		5		6	1
2	5		3		4	
5		3		4		2
			1		2	
	6		4	2		7
6		4			1	
1	4			7	3	

①

				4
5		1	4	
	1			
1				3
	2		3	

②

4		5		
				4
		1		2
	1		2	
1				3

③

	2			1
	5			
		1		2
	4		5	
3		4		

④

		2	7		1	3
	7	5		1	4	
7	5		1	6		4
4				6		
		4				5
5	3		6		7	
3		6		2		7

⑤

1			2		3	
	6	1		7		2
7		5		4	2	
		6			7	4
2		7		6		1
	4		3			
4	7		5		6	3

해답은 다음 페이지에 있습니다.

◀ 56페이지 해답

3	5	1	4	2
5	2	3	1	4
2	4	5	3	1
4	1	2	5	3
1	3	4	2	5

2	5	7	3	6	4	1
4	7	2	5	1	6	3
6	2	4	7	3	1	5
1	4	6	2	5	3	7
5	1	3	6	2	7	4
7	3	5	1	4	2	6
3	6	1	4	7	5	2

2	4	1	3	5
5	2	4	1	3
3	5	2	4	1
1	3	5	2	4
4	1	3	5	2

4	7	2	5	3	6	1
2	5	7	3	1	4	6
5	1	3	6	4	7	2
7	3	5	1	6	2	4
3	6	1	4	2	5	7
6	2	4	7	5	1	3
1	4	6	2	7	3	5

3	1	4	2	5
1	4	2	5	3
4	2	5	3	1
2	5	3	1	4
5	3	1	4	2

57페이지 해답 ▶

2	5	3	1	4
5	3	1	4	2
3	1	4	2	5
1	4	2	5	3
4	2	5	3	1

6	4	2	7	5	1	3
2	7	5	3	1	4	6
7	5	3	1	6	2	4
4	2	7	5	3	6	1
1	6	4	2	7	3	5
5	3	1	6	4	7	2
3	1	6	4	2	5	7

4	2	5	3	1
2	5	3	1	4
5	3	1	4	2
3	1	4	2	5
1	4	2	5	3

1	4	6	2	5	3	7
3	6	1	4	7	5	2
7	3	5	1	4	2	6
5	1	3	6	2	7	4
2	5	7	3	6	4	1
6	2	4	7	3	1	5
4	7	2	5	1	6	3

4	2	5	3	1
2	5	3	1	4
5	3	1	4	2
1	4	2	5	3
3	1	4	2	5

**암기
문제**
제시된 단어를 4분간 외운 다음 종이로 가리고 밑의 기록란에 순서와
관계없이 생각나는 대로 5분 이내에 적기 바랍니다.

우박 주점 유리 의학 전보 권투 항구 통발 귀신 아테네
졸업장 용유도 대둔산 방조제 테이블 방음벽 고구마
전세권 항아리 망아지 당진시 고사떡 계피차 은장도
가랑비 주정쟁이 보쌈김치

기록란

계산 문제 적합한 숫자나 기호(+, -, ×, ÷)를 (　　　) 안에 넣으시오.

24+18=(　) 　　 8+6+3=(　　) 　　 9+2+8=(　)

19-16=(　) 　　 9+5-4=(　　) 　　 6×4-4=(　)

9+15=(　) 　　 3+7(　)3=13 　　 7-5+3=(　)

36÷3=(　) 　　 7+4+7=(　　) 　　 4+7(　)5=16

27-16=(　) 　　 8÷4+3=(　　) 　　 4+7-6=(　)

16(　)4=4 　　 4+2+6=(　　) 　　 4+7+7=(　)

6+19=(　) 　　 13-5+3=(　　) 　　 6+7(　)8=21

2×14=(　) 　　 7(　)3-2=19 　　 7+2+12=(　)

19+18=(　) 　　 9-4+8=(　　) 　　 3(　)3×3=27

22(　)13=9 　　 8+2-5=(　　) 　　 34-7-8=(　)

24÷6=(　) 　　 9(　)3+4=7 　　 7+8-7=(　)

6(　)2=3 　　 3+6-6=(　　) 　　 18-4-6=(　)

24-15=(　) 　　 4×8-12=(　　) 　　 7+6-9=(　)

24(　)17=41 　　 4+7-4=(　　) 　　 4×5+2=(　)

3+18=(　) 　　 7×3+6=(　　) 　　 7+8-8=(　)

24÷2=(　) 　　 8+8-7=(　　) 　　 6×5+4=(　)

3×12=(　) 　　 18÷9+7=(　　) 　　 9+5+9=(　)

12-5=(　) 　　 4×5+8=(　　) 　　 26-5+8=(　)

28-17=(　) 　　 13×2+9=(　　) 　　 12+7-7=(　)

4×7=(　) 　　 8-5+16=(　　) 　　 8+7+3=(　)

7+5-3=(   )

7-4+8=(   )

3×5+2=(   )

8+12-7=(   )

9-4+8=(   )

24(   )4+3=9

3+7+4=(   )

4×4+4=(   )

5+5+4=(   )

9-4(   )3=2

8÷4(   )6=8

3×4-2=(   )

9+8-3=(   )

12+6+4=(   )

9(   )3+8=11

8÷2+5=(   )

2×6+7=(   )

6+9-5=(   )

9+3-7=(   )

3×6(   )2=36

6+5=7(   )4

8-2=3+(   )

6+7=5(   )8

25(   )7=3×6

6÷2=7-(   )

7+6=8(   )5

12-6=2(   )3

6(   )2=9-5

6+8=7+(   )

9(   )5=7-3

9+9=2(   )9

9+7-6=(   )

3×8=4(   )6

8+8=2×(   )

3(   )4=6+6

9-3=2×(   )

12÷6=18(   )9

3×6=9+(   )

2(   )3=4+2

9-4=3+(   )

8(   )2=9-3

8(   )4=5-3

8-4=2+(   )

8+3=5+(   )

8-6=7-(   )

8-2=9(   )3

3(   )6=3×3

6+3=4+(   )

3(   )6=2×9

30-7-8=(   )

5+9=(   )×7

16-6=5+(   )

(   )-9=8+6

3×2+12=(   )

6+9-8=(   )

2×4=48(   )6

9-2=4+(   )

21-8=7+(   )

16(   )2=2×4

7×3=9+(   )

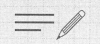

 5개 칸은 1부터 5까지, 7개 칸은 1부터 7까지 가로, 세로 중복되지 않게 순서에 상관없이 공란에 기입한다.

퍼즐 1

	4			3
3		4		
		1		
2			1	
	2	5		

퍼즐 2

	4		2		3	1
2		1		7	5	
4	1					5
	3		1		2	
1		7	3			2
3	7				6	
	2		7	3		6

퍼즐 3

	1		2	5
	4		5	
2		3		
4				1

퍼즐 4

	3			
				4
	2		3	
1		2	5	
		4		5

퍼즐 5

	7			1		2
2		7	3		1	
	2	5		3	6	
4	6			7		1
1		6	2			5
				2	5	
3			4	6		7

		1	4	
5	2			
1				
	1			3
2			3	

		1		3
	2			
3		2		
	3		4	2
4				

3		4		5
	3			
			5	
4	2			
			1	4

3	6		1	5		2
	1	6			2	4
					5	7
6		7		1		
		5			6	1
2	5		7		6	
	3	1		2		6

	3		1		2	7
2		1		7		3
	2		7		1	
	4	6				1
		2			6	
1	5		3	6		2
4		3	6		7	

해답은 다음 페이지에 있습니다.

해답

◀ 62페이지 해답

1번 그림 (5×5)

1	4	2	5	3
3	1	4	2	5
5	3	1	4	2
2	5	3	1	4
4	2	5	3	1

2번 그림 (5×5)

3	1	4	2	5
1	4	2	5	3
5	3	1	4	2
2	5	3	1	4
4	2	5	3	1

3번 그림 (5×5)

5	3	1	4	2
2	5	3	1	4
4	2	5	3	1
1	4	2	5	3
3	1	4	2	5

4번 그림 (7×7)

7	4	6	2	5	3	1
2	6	1	4	7	5	3
4	1	3	6	2	7	5
6	3	5	1	4	2	7
1	5	7	3	6	4	2
3	7	2	5	1	6	4
5	2	4	7	3	1	6

5번 그림 (7×7)

5	7	3	6	1	4	2
2	4	7	3	5	1	6
7	2	5	1	3	6	4
4	6	2	5	7	3	1
1	3	6	2	4	7	5
6	1	4	7	2	5	3
3	5	1	4	6	2	7

63페이지 해답 ▶

6번 그림 (5×5)

3	5	1	4	2
5	2	3	1	4
1	3	4	2	5
4	1	2	5	3
2	4	5	3	1

7번 그림 (5×5)

2	4	1	5	3
5	2	4	3	1
3	5	2	1	4
1	3	5	4	2
4	1	3	2	5

8번 그림 (5×5)

3	1	4	2	5
5	3	1	4	2
1	4	2	5	3
4	2	5	3	1
2	5	3	1	4

9번 그림 (7×7)

3	6	4	1	5	7	2
5	1	6	3	7	2	4
1	4	2	6	3	5	7
6	2	7	4	1	3	5
4	7	5	2	6	1	3
2	5	3	7	4	6	1
7	3	1	5	2	4	6

10번 그림 (7×7)

6	3	5	1	4	2	7
2	6	1	4	7	5	3
5	2	4	7	3	1	6
7	4	6	2	5	3	1
3	7	2	5	1	6	4
1	5	7	3	6	4	2
4	1	3	6	2	7	5

제시된 단어를 4분간 외운 다음 종이로 가리고 밑의 기록란에 순서와 관계없이 생각나는 대로 5분 이내에 적기 바랍니다.

아기 우비 해군 여인 연잎 토끼 군수 고니 귀인 아트지
수선화 용수철 고관절 전라도 대구탕 가로수 방청객
귀걸이 테이프 은박지 망원경 고성군 저혈당 고사리
가래떡 아코디언 병조판서

기록란

계산
문제

적합한 숫자나 기호(+, -, ×, ÷)를 (   ) 안에 넣으시오.

28 - 25 = (   )   9 + 2 + 3 = (   )   7 - 2 + 8 = (   )
26 - 16 = (   )   7 - 5 + 4 = (   )   6 × 3 + 5 = (   )
8 + 12 = (   )   8 + 6 + 3 = (   )   7 - 2 + 3 = (   )
24 ÷ 3 = (   )   5 + 2 + 7 = (   )   6 + 3 - 5 = (   )
28(   )16 = 12   4(   )2 + 3 = 5   5 + 4 - 6 = (   )
12 ÷ 3 = (   )   4 + 9 + 6 = (   )   5 + 2 + 7 = (   )
15 + 9 = (   )   15 - 2 + 3 = (   )   7 + 4 + 8 = (   )
6 × 4 = (   )   6(   )3 - 2 = 16   4 + 3(   )4 = 11
18 + 8 = (   )   7 - 5 + 3 = (   )   4 × 6 + 12 = (   )
35 - 23 = (   )   6 + 3 - 2 = (   )   36 + 7 - 8 = (   )
36 ÷ 6 = (   )   4 + 9(   )9 = 22   6 + 4 - 7 = (   )
14(   )2 = 28   6 + 7 - 2 = (   )   14 - 2 - 6 = (   )
28 - 15 = (   )   7 × 8 - 22 = (   )   9 + 7 - 9 = (   )
13 + 17 = (   )   7 + 8 - 8 = (   )   4 + 2 + 12 = (   )
7(   )8 = 15   4 × 4 + 2 = (   )   4 + 6 - 8 = (   )
48 ÷ 12 = (   )   4 + 5 - 7 = (   )   3 × 2 + 14 = (   )
4 × 12 = (   )   18 ÷ 3 + 7 = (   )   9 - 7(   )9 = 11
27 + 12 = (   )   4 × 6 + 3 = (   )   23 - 8 + 8 = (   )
25 - 17 = (   )   11 × 2 + 9 = (   )   16 + 9 - 7 = (   )
19 × 2 = (   )   6 - 2 + 8 = (   )   14(   )7 × 3 = 6

6 + 9 - 2 = (   )　　5 + 3 = 4 + (   )　　2 + 8 = 6 + (   )

9 (   ) 3 + 6 = 12　　9 (   ) 6 + 4 = 7　　6 × 3 = 2 (   ) 9

6 + 7 + 4 = (   )　　5 + 7 (   ) 3 = 15　　9 - 6 = 7 (   ) 4

8 ÷ 2 + 5 = (   )　　4 + 5 = 3 (   ) 3　　9 + 3 = 6 + (   )

9 + 7 - 4 = (   )　　8 ÷ 2 = 9 - (   )　　8 - 6 = 7 - (   )

8 + 3 + 6 = (   )　　3 + 6 = 3 × (   )　　7 (   ) 8 = 6 + 9

5 + 6 (   ) 9 = 20　　12 (   ) 6 = 3 + 3　　9 + 7 + 8 = (   )

8 × 7 - 7 = (   )　　9 - 3 = 2 (   ) 3　　3 + 4 = 9 (   ) 2

5 + 9 + 8 = (   )　　8 - 5 + 8 = (   )　　3 × 3 = 27 (   ) 3

9 - 4 (   ) 3 = 2　　8 (   ) 2 = 2 + 2　　20 - 7 = 6 + (   )

2 × 4 + 7 = (   )　　4 + 9 = 7 (   ) 6　　9 - 3 = 2 + (   )

3 (   ) 6 + 8 = 26　　7 + 7 = 5 + (   )　　9 - 2 = 2 + (   )

4 + 9 - 4 = (   )　　6 (   ) 2 = 5 + 7　　8 (   ) 8 = 2 × 8

18 (   ) 6 + 4 = 7　　16 (   ) 4 = 1 + 3　　5 × 2 = 7 + (   )

6 + 7 (   ) 8 = 21　　8 ÷ 4 = 7 (   ) 5　　7 + 9 = + 8 (   )

8 ÷ 2 + 9 = (   )　　8 + 12 - 7 = (   )　　2 × 4 = 3 + (   )

5 (   ) 3 × 2 = 30　　18 ÷ 6 = 7 - (   )　　7 + 4 = 6 + (   )

9 ÷ 3 + 8 = (   )　　5 × 6 = 9 + (   )　　2 × 8 = 4 (   ) 4

8 + 4 - 7 = (   )　　3 + 9 = 4 × (   )　　9 - 7 = 5 - (   )

6 + 6 - 2 = (   )　　7 - 4 = 9 (   ) 3　　14 ÷ 7 = 7 - (   )

추리 문제 5개 칸은 1부터 5까지, 7개 칸은 1부터 7까지 가로, 세로 중복되지 않게 순서에 상관없이 공란에 기입한다.

① (5×5)

4				1
	4			
3		4	2	
				2
	5		1	

② (5×5)

2		1		
				2
	3			4
		2		
5	2		1	

③ (5×5)

3			2	
	3			1
	5			
		1		5
	4		5	

④ (7×7)

		6	1		3	
7		4			1	5
	6		3	7		
1		5		4		6
6	1		5		7	
		7			4	1
5		2	4			3

⑤ (7×7)

	6			5		2
1		5	7		4	
	1			7		4
2			1			7
	2	4		1	3	
5	7		4			3
3			2	4		1

Puzzle 1

1		5		
	5			1
				3
	4		3	
4				2

Puzzle 2

	5			2
			1	
1		4		
	1		5	
2			3	

Puzzle 3

	5			4
			3	
1		2		3
	1			
5			4	

Puzzle 4

1		3		2		
4	1		2		7	3
		4		3		1
6	3		4	7		
		5			6	2
5	2			6		
	4	2			3	6

Puzzle 5

7		2		6		3
	7		6		3	
5		7		4		1
	1			2	4	
1		3	5		2	4
	2			3		7
6	4		3			

해답은 다음 페이지에 있습니다.

해답

◀ 68페이지 해답

4	2	5	3	1
1	4	2	5	3
3	1	4	2	5
5	3	1	4	2
2	5	3	1	4

2	4	6	1	5	3	7
7	2	4	6	3	1	5
4	6	1	3	7	5	2
1	3	5	7	4	2	6
6	1	3	5	2	7	4
3	5	7	2	6	4	1
5	7	2	4	1	6	3

2	4	1	3	5
4	1	3	5	2
1	3	5	2	4
3	5	2	4	1
5	2	4	1	3

4	6	1	3	5	7	2
1	3	5	7	2	4	6
6	1	3	5	7	2	4
2	4	6	1	3	5	7
7	2	4	6	1	3	5
5	7	2	4	6	1	3
3	5	7	2	4	6	1

3	1	5	2	4
5	3	2	4	1
2	5	4	1	3
4	2	1	3	5
1	4	3	5	2

69페이지 해답 ▶

1	3	5	2	4
3	5	2	4	1
5	2	4	1	3
2	4	1	3	5
4	1	3	5	2

1	5	3	6	2	4	7
4	1	6	2	5	7	3
2	6	4	7	3	5	1
6	3	1	4	7	2	5
3	7	5	1	4	6	2
5	2	7	3	6	1	4
7	4	2	5	1	3	6

3	5	1	4	2
5	2	3	1	4
1	3	4	2	5
4	1	2	5	3
2	4	5	3	1

7	5	2	4	6	1	3
2	7	4	6	1	3	5
5	3	7	2	4	6	1
3	1	5	7	2	4	6
1	6	3	5	7	2	4
4	2	6	1	3	5	7
6	4	1	3	5	7	2

2	5	3	1	4
4	2	5	3	1
1	4	2	5	3
3	1	4	2	5
5	3	1	4	2

암기 문제

제시된 단어를 4분간 외운 다음 종이로 가리고 밑의 기록란에 순서와 관계없이 생각나는 대로 5분 이내에 적기 바랍니다.

우산 유령 해금 오팔 대금 맞선 배낭 망치 배꼽 아그배
종잣돈 고구려 용설란 족제비 고랭지 설중매 비취옥
윷놀이 방화벽 전신국 해남군 대동강 토담집 고산병
저항선 해바라기 고슴도치

기록란

계산문제　적합한 숫자나 기호(+, -, ×, ÷)를 (　　) 안에 넣으시오.

24-15=(　)　　7+7+8=(　　)　　6-2+4=(　　)

8+26=(　)　　7-6+7=(　　)　　8×3-9=(　　)

25+15=(　)　　5+7+4=(　　)　　7-6+5=(　　)

20÷2=(　)　　4+5+2=(　　)　　4+3-3=(　　)

37-16=(　)　　12÷2+6=(　　)　　5+8-8=(　　)

36÷4=(　)　　5(　)3+6=21　　8+8+2=(　　)

26+9=(　)　　10-6+9=(　　)　　9+7+3=(　　)

3(　)14=42　　16-3-7=(　　)　　4+3+4=(　　)

14+18=(　)　　9-5+2=(　　)　　4×3+4=(　　)

19-13=(　)　　3+3-2=(　　)　　20-7(　)8=5

18÷6=(　)　　5+9+4=(　　)　　6+9-6=(　　)

4×11=(　)　　5+7(　)6=6　　8(　)2+6=10

65-35=(　)　　8(　)2+12=16　　8+8-4=(　　)

18-12=(　)　　7+8-7=(　　)　　4×2+12=(　　)

8(　)18=26　　4×4+3=(　　)　　3+9-5=(　　)

24÷12=(　)　　9+12+4=(　　)　　5(　)2×4=40

16×2=(　)　　24÷6+5=(　　)　　18-3+4=(　　)

22(　)15=7　　5×6+2=(　　)　　12+3-2=(　　)

27-17=(　)　　12×3+2=(　　)　　13+2-7=(　　)

3×12=(　)　　6-4+18=(　　)　　21÷7+6=(　　)

월   일

6 + 9 - 4 = (　　)
5 (　　) 3 + 6 = 8
3 × 6 (　　) 6 = 24
8 ÷ 2 + 8 = (　　)
7 (　　) 4 + 3 = 6
2 × 4 + 5 = (　　)
3 + 6 (　　) 9 = 18
3 (　　) 5 - 8 = 7
9 (　　) 3 ÷ 3 = 9
6 ÷ 2 + 8 = (　　)
12 ÷ 4 + 4 = (　　)
4 × 2 (　　) 3 = 24
8 (　　) 2 + 3 = 7
18 (　　) 6 + 5 = 8
5 + 8 + 8 = (　　)
3 + 8 (　　) 9 = 2
2 (　　) 3 + 4 = 9
7 (　　) 2 - 5 = 4
6 + 7 - 7 = (　　)
4 + 6 + 8 = (　　)

7 + 5 = 3 + (　　)
9 (　　) 2 = 4 + 3
5 + 3 = 2 (　　) 4
4 + 5 = 6 (　　) 3
4 (　　) 3 = 6 + 6
5 + 6 = 4 + (　　)
17 (　　) 9 = 5 + 3
8 - 3 = 7 - (　　)
7 + 8 = 6 + (　　)
5 + 3 = 6 + (　　)
9 (　　) 3 = 7 - 4
5 + 7 = 6 (　　) 6
4 × 2 = 5 + (　　)
8 (　　) 4 = 8 - 6
4 × 6 = 3 (　　) 8
5 + 12 = 8 + (　　)
18 ÷ 6 = 7 (　　) 4
6 × 8 = 8 + (　　)
15 ÷ 3 = 2 (　　) 3
16 ÷ 4 = 2 × (　　)

5 - 2 = 8 (　　) 5
3 × 3 = 3 + (　　)
9 - 2 = 42 (　　) 6
7 + 3 = 4 + (　　)
8 (　　) 3 = 4 + 1
5 + 8 = 7 + (　　)
7 + 8 = 6 + (　　)
5 + 3 = 14 - (　　)
5 × 3 = 7 + (　　)
32 - 7 = 5 (　　) 5
8 + 7 = 6 + (　　)
9 - 6 = 7 - (　　)
8 (　　) 4 = 7 - 5
4 × 2 = 4 + (　　)
7 + 9 = 8 + (　　)
4 × 4 = 6 + (　　)
8 - 7 = 6 (　　) 5
2 (　　) 8 = 9 + 7
17 - 7 = 4 + (　　)
7 × 3 = 14 + (　　)

 5개 칸은 1부터 5까지, 7개 칸은 1부터 7까지 가로, 세로 중복되지 않게 순서에 상관없이 공란에 기입한다.

5	2		1	
		2		
				4
4		3		
	4			5

3		5		2		6
7					1	
	3		2	4		1
1			5		2	4
	4	1		5	7	
4			1	3		
2		4			3	5

	1			
				2
	5		1	
4		5	3	
		2		3

5		7	4		3	
	4				5	3
2			1	3		5
	1		3		2	
1					6	4
	3	1		7		2
3	7		2		1	

	2			3
2			4	
				4
			3	5
	1	4		

퍼즐 1

		1		2
1	3		2	
				4
			3	
4		2		

퍼즐 2

2			6	1		5
	2	6			5	
6		1	3		7	2
	6			7		4
	1	5		2	4	
7		2				
	3		2	4		1

퍼즐 3

	4			
4		3		2
	3			
5			1	
			4	1

퍼즐 4

6		7		1	5	
	6		1		2	7
	1	6		7		
1			3			5
4	7					
	5	3		4	1	
7		1	5		6	4

퍼즐 5

1				
	2		1	
				3
	4		3	
4	1		5	

해답은 다음 페이지에 있습니다.

해답

◀ 74페이지 해답

5	2	4	1	3
3	5	2	4	1
1	3	5	2	4
4	1	3	5	2
2	4	1	3	5

3	1	4	2	5
5	3	1	4	2
2	5	3	1	4
4	2	5	3	1
1	4	2	5	3

4	2	5	1	3
2	5	3	4	1
5	3	1	2	4
1	4	2	3	5
3	1	4	5	2

3	1	5	7	2	4	6
7	5	2	4	6	1	3
5	3	7	2	4	6	1
1	6	3	5	7	2	4
6	4	1	3	5	7	2
4	2	6	1	3	5	7
2	7	4	6	1	3	5

5	2	7	4	6	3	1
7	4	2	6	1	5	3
2	6	4	1	3	7	5
4	1	6	3	5	2	7
1	5	3	7	2	6	4
6	3	1	5	7	4	2
3	7	5	2	4	1	6

75페이지 해답 ▶

3	5	1	4	2
1	3	4	2	5
5	2	3	1	4
2	4	5	3	1
4	1	2	5	3

2	4	1	3	5
4	1	3	5	2
1	3	5	2	4
5	2	4	1	3
3	5	2	4	1

1	3	5	2	4
3	5	2	4	1
5	2	4	1	3
2	4	1	3	5
4	1	3	5	2

2	7	4	6	1	3	5
4	2	6	1	3	5	7
6	4	1	3	5	7	2
1	6	3	5	7	2	4
3	1	5	7	2	4	6
7	5	2	4	6	1	3
5	3	7	2	4	6	1

6	2	7	4	1	5	3
3	6	4	1	5	2	7
5	1	6	3	7	4	2
1	4	2	6	3	7	5
4	7	5	2	6	3	1
2	5	3	7	4	1	6
7	3	1	5	2	6	4

암기 문제 제시된 단어를 4분간 외운 다음 종이로 가리고 밑의 기록란에 순서와 관계없이 생각나는 대로 5분 이내에 적기 바랍니다.

여우 졸복 치마 아들 가루 귀족 매미 막차 붕어 여의봉
전열기 고시원 대륙붕 매니저 통신사 용문산 섬나라
비타민 배나무 그림자 쌀보리 고양시 주제곡 토란국
수험료 낙랑공주 계주경기

기록란

적합한 숫자나 기호(+, -, ×, ÷)를 (   ) 안에 넣으시오.

26 - 5 = (   )

45 - 36 = (   )

5 + 12 = (   )

46 ÷ 2 = (   )

17 - 6 = (   )

44 ÷ 4 = (   )

16 + 9 = (   )

2(   )14 = 28

21 + 8 = (   )

38 - 23 = (   )

48 ÷ 6 = (   )

16 × 2 = (   )

28 - 15 = (   )

17 + 7 = (   )

6 + 17 = (   )

26(   )2 = 13

3 × 12 = (   )

32 - 25 = (   )

42(   )37 = 5

3 × 12 = (   )

8 + 4 + 3 = (   )

7 + 4 - 4 = (   )

9 + 4 + 3 = (   )

4 + 5(   )7 = 16

6 × 2 + 3 = (   )

7 + 8 + 6 = (   )

8 - 7 + 3 = (   )

7 - 4 + 2 = (   )

8 - 4 + 8 = (   )

3(   )3 - 5 = 4

6 + 4 + 9 = (   )

5 + 4 - 6 = (   )

6 × 4 - 12 = (   )

8(   )2 + 4 = 8

5 × 2 + 6 = (   )

6 + 17 - 7 = (   )

24 ÷ 6 + 2 = (   )

6 × 3 + 8 = (   )

8 × 3 + 9 = (   )

7 - 2 + 16 = (   )

7 - 2 + 2 = (   )

4 × 3 - 6 = (   )

9 - 6 + 7 = (   )

6 + 3 - 4 = (   )

3 + 8 - 9 = (   )

8(   )2 + 7 = 11

5 + 7 + 2 = (   )

7 + 3 + 7 = (   )

4 × 3 - 5 = (   )

40 - 7 - 8 = (   )

4 + 9 - 2 = (   )

17 - 5(   )6 = 6

3 + 8 - 7 = (   )

4 × 2 + 14 = (   )

8 + 4 - 2 = (   )

5(   )2 × 4 = 40

8 + 3 + 2 = (   )

7 - 2 + 4 = (   )

6 + 9 - 7 = (   )

28 - 8 + 3 = (   )

$12(\quad)4-7=9$ $3+5=2+(\quad)$ $7-2=9(\quad)4$

$7+4(\quad)2=9$ $7(\quad)2=8-3$ $3\times4=5+(\quad)$

$8+4-2=(\quad)$ $4+7=5(\quad)6$ $7-3=9(\quad)5$

$18\div3+5=(\quad)$ $15(\quad)8=3+4$ $9-5=7-(\quad)$

$3(\quad)3+6=15$ $8\div2=7-(\quad)$ $7+8=5(\quad)3$

$8\div4+8=(\quad)$ $3+6=3(\quad)3$ $5+8=7+(\quad)$

$48(\quad)8+3=9$ $42(\quad)6=4+3$ $6+7=9+(\quad)$

$15(\quad)5+3=6$ $3\times2=3(\quad)3$ $7+3=4+(\quad)$

$9+4+3=(\quad)$ $8-2=4+(\quad)$ $5\times3=8+(\quad)$

$3(\quad)4-3=9$ $4(\quad)3=7+5$ $27-8=9+(\quad)$

$12\div3+7=(\quad)$ $9+9=2\times(\quad)$ $9-3=4(\quad)2$

$4(\quad)4-8=8$ $4+7=6+(\quad)$ $21(\quad)3=6+1$

$6+4+9=(\quad)$ $5\times3=8(\quad)7$ $9+9=3(\quad)6$

$5\times2+3=(\quad)$ $8+8=2\times(\quad)$ $4(\quad)4=2\times8$

$6+7(\quad)8=21$ $6\times4=3+(\quad)$ $8-3=9-(\quad)$

$5+8(\quad)9=22$ $9+12=6+(\quad)$ $2\times4=3+(\quad)$

$5\times9+5=(\quad)$ $18\div6=8(\quad)5$ $8-1=5+(\quad)$

$5+12-8=(\quad)$ $4(\quad)6=3\times8$ $12+8=7+(\quad)$

$6+8(\quad)7=7$ $4\times3=19-(\quad)$ $13+9=7+(\quad)$

$4+5+9=(\quad)$ $4+16=7+(\quad)$ $28\div7=2+(\quad)$

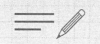

 5개 칸은 1부터 5까지, 7개 칸은 1부터 7까지 가로, 세로 중복되지 않게 순서에 상관없이 공란에 기입한다.

	1		2	
1				3
			3	
	5	3		4
5				

4	2		7		6	
	4		2	5		3
2		3		1		6
	5				2	
5	3		1			2
3		4			5	
	6	2			3	5

2		3		
	3			2
				5
	4		5	
4				1

1			3	7		2
5	1			4	2	
	5		4		6	3
4				3		5
		4	1		3	
	6			2		4
7	3		2	6		

4				
	5		1	4
		1		
3			2	
		2		3

		5	2	
	3			1
		3		
		1		5
2			1	

7		3	1		2	6
	1		7			
1		4		5		7
	2		5		6	3
	4			3		
2		5			6	4
	3		6		7	4

	4			3
4				1
	5		1	
				2
3		4		

3	6			5	2	
5		6			4	2
	4			3		
		5	2		3	1
6		7		1		
2	5		7		1	6
		1		2		4

	2			3
		1	3	
			5	2
1		5		
			4	

해답은 다음 페이지에 있습니다.

추리문제 해답

◀ 80페이지 해답

3	1	4	2	5
1	4	2	5	3
4	2	5	3	1
2	5	3	1	4
5	3	1	4	2

4	2	5	7	3	6	1
6	4	7	2	5	1	3
2	7	3	5	1	4	6
7	5	1	3	6	2	4
5	3	6	1	4	7	2
3	1	4	6	2	5	7
1	6	2	4	7	3	5

2	5	3	1	4
5	3	1	4	2
3	1	4	2	5
1	4	2	5	3
4	2	5	3	1

1	4	6	3	7	5	2
5	1	3	7	4	2	6
2	5	7	4	1	6	3
4	7	2	6	3	1	5
6	2	4	1	5	3	7
3	6	1	5	2	7	4
7	3	5	2	6	4	1

4	2	5	3	1
2	5	3	1	4
5	3	1	4	2
3	1	4	2	5
1	4	2	5	3

81페이지 해답 ▶

3	1	5	2	4
5	3	2	4	1
1	4	3	5	2
4	2	1	3	5
2	5	4	1	3

7	5	3	1	4	2	6
3	1	6	4	7	5	2
1	6	4	2	5	3	7
4	2	7	5	1	6	3
6	4	2	7	3	1	5
2	7	5	3	6	4	1
5	3	1	6	2	7	4

1	4	2	5	3
4	2	5	3	1
2	5	3	1	4
5	3	1	4	2
3	1	4	2	5

3	6	4	1	5	2	7
5	1	6	3	7	4	2
1	4	2	6	3	7	5
4	7	5	2	6	3	1
6	2	7	4	1	5	3
2	5	3	7	4	1	6
7	3	1	5	2	6	4

5	2	4	1	3
2	4	1	3	5
4	1	3	5	2
1	3	5	2	4
3	5	2	4	1

제시된 단어를 4분간 외운 다음 종이로 가리고 밑의 기록란에 순서와
관계없이 생각나는 대로 5분 이내에 적기 바랍니다.

율무 주필 해삼 통장 국기 매부 배추 비자 대궐 식탁보
족두리 용광로 통영시 매생이 대리모 배수관 가리봉
전염병 매물도 계측기 유도탄 그리스 고양이 토마토
우수영 조피볼락 버드나무

기록란

계산문제 적합한 숫자나 기호(+, -, ×, ÷)를 ( ) 안에 넣으시오.

9 - 5 = (　　)　　　7 + 3 + 3 = (　　)　　　5-2+4 = (　　)

8 - 3 = (　　)　　　7 - 3 + 4 = (　　)　　　8×3-12 = (　　)

2 × 16 = (　　)　　　6+7(　　)3 = 16　　　9-6+4 = (　　)

6 ÷ 3 = (　　)　　　4 + 3 + 7 = (　　)　　　4+3-4 = (　　)

7 + 3 = (　　)　　　9 ÷ 3 + 3 = (　　)　　　32(　　)8+4 = 8

12(　　)3 = 4　　　3 + 7 + 6 = (　　)　　　9+8+6 = (　　)

9 + 6 = (　　)　　　15(　　)6+3 = 12　　　4+7+2 = (　　)

8 × 4 = (　　)　　　7 - 3 - 2 = (　　)　　　7+3+16 = (　　)

6 + 8 = (　　)　　　8 - 7 + 8 = (　　)　　　4×3+3 = (　　)

6 - 3 = (　　)　　　3 (　　)3 - 5 = 4　　　39-7-4 = (　　)

12 ÷ 4 = (　　)　　　9 + 4 + 9 = (　　)　　　8+9-3 = (　　)

5 × 4 = (　　)　　　7 + 3 - 6 = (　　)　　　7(　　)5-6 = 29

7 (　　)8 = 56　　　4 × 2 - 6 = (　　)　　　5+8-4 = (　　)

15 + 6 = (　　)　　　6 + 4 - 4 = (　　)　　　4×2+12 = (　　)

7 (　　)7 = 14　　　7 × 2 + 6 = (　　)　　　7+9-2 = (　　)

6 ÷ 2 = (　　)　　　12(　　)3+7 = 11　　　6×2-7 = (　　)

5 × 2 = (　　)　　　18 ÷ 3 + 7 = (　　)　　　6(　　)9+4 = 19

12 - 5 = (　　)　　　4 × 3 - 8 = (　　)　　　6-4+9 = (　　)

18 - 7 = (　　)　　　7 × 4 + 9 = (　　)　　　11+9-7 = (　　)

16 × 3 = (　　)　　　8 - 7 + 16 = (　　)　　　21÷3×3 = (　　)

$6+6(\ \ )6=6$

$3+8-3=(\ \ )$

$5\times8(\ \ )6=46$

$6\div2+7=(\ \ )$

$7(\ \ )6+3=4$

$8\div4+9=(\ \ )$

$7+8+9=(\ \ )$

$3\times4+5=(\ \ )$

$24(\ \ )6+5=9$

$4(\ \ )4-4=12$

$12\div2+3=(\ \ )$

$5+4+5=(\ \ )$

$5+8-6=(\ \ )$

$7\times2(\ \ )3=42$

$8+7(\ \ )8=7$

$6+8+4=(\ \ )$

$3(\ \ )9-7=5$

$9+12-8=(\ \ )$

$7(\ \ )8-7=8$

$5\times8+2=(\ \ )$

$8+5=7+(\ \ )$

$7(\ \ )2=3+2$

$5+7=4(\ \ )8$

$6+5=7+(\ \ )$

$8(\ \ )2=2+2$

$8+6=7+(\ \ )$

$15(\ \ )3=2+3$

$8-3=9(\ \ )4$

$9-4=3+(\ \ )$

$5+3=4+(\ \ )$

$9+9=2(\ \ )9$

$8+7=9+(\ \ )$

$4(\ \ )3=7+5$

$5+8=6+(\ \ )$

$9(\ \ )3=6-3$

$12(\ \ )7=2+3$

$18\div6=7-(\ \ )$

$4\times8=(\ \ )-6$

$11\times3=26+(\ \ )$

$4(\ \ )16=4\times5$

$9(\ \ )3=2\times3$

$8\times3=9+(\ \ )$

$7-6=8-(\ \ )$

$5(\ \ )3=7+8$

$8-6=9(\ \ )7$

$5+8=7+(\ \ )$

$7+8=6+(\ \ )$

$3(\ \ )3=4+5$

$4\times3=2(\ \ )6$

$38-8=5(\ \ )6$

$8+7=6+(\ \ )$

$21(\ \ )7=7-4$

$8+8=2\times(\ \ )$

$6\times2=3(\ \ )4$

$7+9=8+(\ \ )$

$3\times2\times4=(\ \ )$

$7+9=8+(\ \ )$

$27-9=3\times(\ \ )$

$9-7=8-(\ \ )$

$28(\ \ )4=3+4$

추리 문제 5개 칸은 1부터 5까지, 7개 칸은 1부터 7까지 가로, 세로 중복되지 않게 순서에 상관없이 공란에 기입한다.

문제 1

3		1	4	
	3		2	
4				
				1
	2			4

문제 2

	4		5	
		3	2	
1				
5			3	
		2		4

문제 3

3				4
		3		
4				5
	5		1	
5		2		

문제 4

5		3		4		2
2	5		3		4	
		4		5		3
4		2			6	
	4		2	7		5
3		1			5	
	3	5		6		4

문제 5

2	7			6		1
		1	6			4
	5	3		4	2	
3	1		4			2
6		2	7		1	
	2					3
1		4		5		7

		5		3
2			4	
		1		
3		4		
	4			5

	4		5	3
		3		
1			4	
3		2		
				1

	3		2	
4		3		
			3	
5			1	
	5			1

	3	1		2	7	
4	1		3	7		2
		2			1	
2		4	1			7
5				6		
	5		7		2	6
3		5		6		1

4		2	6		5	
				5		3
	4	6		7	2	
3		1			4	
7	3		2	6		4
	1			4	6	
2		7	4			6

해답은 다음 페이지에 있습니다.

추리문제 **해답**

◀ 86페이지 해답

3	5	1	4	2
1	3	4	2	5
4	1	2	5	3
2	4	5	3	1
5	2	3	1	4

2	4	1	5	3
4	1	3	2	5
1	3	5	4	2
5	2	4	3	1
3	5	2	1	4

3	1	5	2	4
1	4	3	5	2
4	2	1	3	5
2	5	4	1	3
5	3	2	4	1

5	1	3	6	4	7	2
2	5	7	3	1	4	6
6	2	4	7	5	1	3
4	7	2	5	3	6	1
1	4	6	2	7	3	5
3	6	1	4	2	5	7
7	3	5	1	6	2	4

2	7	5	3	6	4	1
5	3	1	6	2	7	4
7	5	3	1	4	2	6
3	1	6	4	7	5	2
6	4	2	7	3	1	5
4	2	7	5	1	6	3
1	6	4	2	5	3	7

87페이지 해답 ▶

4	2	5	1	3
2	5	3	4	1
5	3	1	2	4
3	1	4	5	2
1	4	2	3	5

2	4	1	5	3
4	1	3	2	5
1	3	5	4	2
3	5	2	1	4
5	2	4	3	1

1	3	5	2	4
4	1	3	5	2
2	4	1	3	5
5	2	4	1	3
3	5	2	4	1

6	3	1	5	2	7	4
4	1	6	3	7	5	2
7	4	2	6	3	1	5
2	6	4	1	5	3	7
5	2	7	4	1	6	3
1	5	3	7	4	2	6
3	7	5	2	6	4	1

4	7	2	6	3	5	1
6	2	4	1	5	7	3
1	4	6	3	7	2	5
3	6	1	5	2	4	7
7	3	5	2	6	1	4
5	1	3	7	4	6	2
2	5	7	4	1	3	6

암기 문제 제시된 단어를 4분간 외운 다음 종이로 가리고 밑의 기록란에 순서와 관계없이 생각나는 대로 5분 이내에 적기 바랍니다.

요물 우엉 전복 해송 가마 그물 금고 매장 백로 열기구
조카딸 유단자 전용기 통일로 매표구 대마초 배심원
대전시 계절풍 가리산 해장국 글동무 요르단 고엽제
저주파 조팝나무 백설공주

기록란

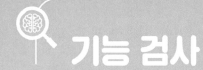

기능 검사

☑ 숫자 읽기

아래 숫자를 숫자(예 4-사, 9-구, 3-삼, 6-육과 같이)로 끝까지 소리 내어 읽고 걸린 시간을 기록한다.   [분   초]

```
6 5 3 7 8 6 3 8 4 7 6 9 7 3 5 6 8 3 5 9 3
5 4 7 5 8 9 4 8 6 6 8 3 7 5 3 8 4 5 8 6 5
7 9 5 6 9 4 6 9 4 5 3 4 7 8 3 7 8 7 5 8 3
3 5 4 3 6 7 3 8 5 6 6 5 8 7 9 5 9 4 7 8 9
5 3 7 4 4 9 6 8 3 5 7 8 4 3 7 5 4 9 3 8 4
9 4 5 7 4 8 5 9 6 5 7 3 6 9 5 9 4 7 8 7 5
3 8 4 9 5 3 7 4 3 6 7 5 8 4 3 9 6 5 6 5 9
8 3 3 8 6 7 9 4 9 7 5 6 7 9 5 6 3 8 7 9 5
4 7 3 5 8 7 4 6 3 9 8 5 3 6 5 9 3 5 7 9 5
7 3 6 4 7 6 8 4 5 8 5 7 9 6 7 3 4 6 5 8 6
3 8 3 5 6 8 3 7 6 3 8 8 5 5 7 6 8 3 8 5 9
3 7 9 4 8 7 3 5 8 8 7 4 5 6 5 3 9 4 6 8 3
7 9 6 9 3 7 8 7 6 5 8 7 5 6 8 4 5 8 3 6 7
5 8 9 4 3 6 8 6 7 9 5 7 9 6 7 7 4 9 5 4 6
```

☑ 색채 읽기

위 숫자를 숫자로 읽지 않고 색채(예 5-빨강, 6-파랑, 4-노랑, 7-빨강, 8-검정, 6-초록, 4-보라와 같이)로 소리 내어 읽는다.   [분   초]

90

☑ 숫자 계산

숫자를 더해서 십 자리는 제하고 한 자릿수만 적는다. 예를 들어 9와 6을 더하면 15이지만 10은 제하고 5만, 6과 8을 더하면 14이지만 4만, 8과 3은 1을, 3과 7은 0을 숫자와 숫자 사이에 적는다(7. **책의 사용 방법 설명 참조**). 끝까지 한 다음 걸린 시간을 기록한다.　　　　　　　　　　　　　[　　분　　초]

```
7 6 4 9 8 9 4 6 8 7 3 9 7 6 5 8 9 4 6 8 3 4 7
8 3 3 9 8 7 5 3 6 5 7 8 7 3 6 9 7 3 6 5 7 8 4
3 8 6 7 9 3 5 7 6 6 3 8 7 5 5 9 4 6 8 4 9 8 5
7 7 8 5 6 4 4 9 6 7 4 8 4 6 9 3 5 6 4 5 8 4 5
4 7 9 8 4 9 6 3 7 3 9 6 8 5 4 7 9 3 3 4 5 8 5
8 5 4 7 8 3 6 5 4 6 7 6 9 3 5 8 7 6 8 3 4 8 6
9 4 6 7 8 3 6 9 7 6 3 9 6 8 9 9 5 3 4 7 6 9 7
9 5 7 8 4 7 6 3 9 8 4 9 7 6 3 8 5 4 6 7 9 5 8
4 7 8 5 3 9 5 7 5 8 6 4 7 9 4 6 5 7 8 6 3 8 3
5 6 8 3 7 6 3 8 8 5 5 7 6 8 3 8 5 9 3 7 9 4 8
7 3 5 8 6 7 9 4 7 8 6 5 3 7 8 6 3 8 4 7 6 9 7
3 5 6 8 3 5 9 3 5 4 7 5 8 9 4 8 6 6 8 3 7 5 3
8 4 5 8 6 5 7 9 5 6 9 4 6 9 4 5 3 4 7 8 3 7 8
7 5 8 3 3 5 4 3 6 7 3 8 5 6 6 5 8 7 9 5 9 4 7
8 9 5 3 7 4 4 9 6 8 3 5 7 8 4 3 7 5 4 9 3 8 4
9 4 5 7 4 8 5 9 6 5 7 3 6 9 5 9 4 7 8 7 5 3 8
4 9 5 3 7 4 3 6 7 5 8 4 3 9 6 5 6 5 9 8 3 3 8
6 7 9 4 9 7 5 6 7 9 5 6 3 8 7 9 5 4 7 3 5 8 7
```

계산
문제
적합한 숫자나 기호(+, -, ×, ÷)를 (   ) 안에 넣으시오.

16+12=(   )　　4+5+2=(   )　　7+9+8=(   )

18+16=(   )　　9-6+13=(   )　　5(   )3+4=19

17-12=(   )　　3+7+6=(   )　　9-4+3=(   )

27÷3=(   )　　7+5+4=(   )　　4+7-5=(   )

27-6=(   )　　8÷2+2=(   )　　36(   )4-6=3

28(   )4=7　　3+3+2=(   )　　3+8(   )7=18

17+9=(   )　　22-8+3=(   )　　2+4+8=(   )

11×4=(   )　　9-5-2=(   )　　3+8+8=(   )

18+8=(   )　　6-4+8=(   )　　4(   )3-3=9

32-18=(   )　　3+7-5=(   )　　30-2-8=(   )

36÷6=(   )　　7+6+9=(   )　　6+3-7=(   )

6×4=(   )　　3+7(   )6=4　　12-2-6=(   )

18+18=(   )　　5×4-12=(   )　　6+6-9=(   )

17+6=(   )　　5+8-4=(   )　　5×4+12=(   )

17+18=(   )　　4×7+6=(   )　　4+12-8=(   )

16÷2=(   )　　42(   )7+3=9　　6×6-14=(   )

4×12=(   )　　18÷6+8=(   )　　8-5+9=(   )

22-15=(   )　　6×6+2=(   )　　4-2+8=(   )

28(   )17=45　　12×3(   )9=27　　8+4-7=(   )

4(   )12=48　　5-4+14=(   )　　2×7-3=(   )

$3 \times 6 - 8 = ($ $)$ $4 + 5 = 3 \times ($ $)$ $8 - 2 = 2 ($ $) 3$

$8 ($ $) 4 - 3 = 9$ $9 ($ $) 4 = 7 - 2$ $6 \times 3 = 9 ($ $) 9$

$3 \times 7 + 4 = ($ $)$ $4 + 7 = 6 + ($ $)$ $7 ($ $) 3 = 5 - 1$

$10 ($ $) 2 + 3 = 8$ $8 ($ $) 5 = 7 + 6$ $4 ($ $) 3 = 9 - 2$

$9 ($ $) 4 + 3 = 8$ $12 \div 2 = 2 ($ $) 3$ $8 + 8 = 6 + ($ $)$

$4 + 8 + 8 = ($ $)$ $4 + 3 = 9 ($ $) 2$ $8 + 7 = 4 + ($ $)$

$6 + 7 - 4 = ($ $)$ $7 - 6 = 2 ($ $) 2$ $5 ($ $) 8 = 6 + 7$

$4 ($ $) 4 - 8 = 8$ $7 - 3 = 6 - ($ $)$ $5 ($ $) 3 = 7 + 8$

$4 ($ $) 3 - 8 = 4$ $9 - 5 = 8 - ($ $)$ $4 \times 3 = 6 ($ $) 6$

$7 + 4 - 2 = ($ $)$ $6 + 3 = 18 ($ $) 9$ $7 ($ $) 2 = 9 - 4$

$9 - 4 + 6 = ($ $)$ $4 + 9 = 7 ($ $) 6$ $8 + 9 = 7 + ($ $)$

$14 - 4 + 5 = ($ $)$ $7 - 6 = 9 - ($ $)$ $17 - 9 = 9 ($ $) 1$

$9 ($ $) 3 + 9 = 12$ $3 \times 8 = 6 + ($ $)$ $14 ($ $) 7 = 5 - 3$

$10 ($ $) 6 - 7 = 9$ $4 ($ $) 8 = 5 + 7$ $2 \times 12 = 8 + ($ $)$

$8 \times 7 + 3 = ($ $)$ $8 \times 4 = 6 + ($ $)$ $3 + 9 = 6 + ($ $)$

$6 \times 2 - 4 = ($ $)$ $7 + 12 = 8 + ($ $)$ $6 \times 2 = 7 ($ $) 5$

$3 + 9 ($ $) 12 = 24$ $9 \div 3 = 7 - ($ $)$ $8 - 2 = 9 - ($ $)$

$4 + 12 ($ $) 9 = 7$ $4 \times 6 = 3 ($ $) 8$ $25 - 7 = 9 + ($ $)$

$6 + 8 - 4 = ($ $)$ $13 \times 3 = 7 + ($ $)$ $12 + 9 = 3 ($ $) 7$

$4 + 6 - 3 = ($ $)$ $6 - 4 = 7 ($ $) 5$ $27 ($ $) 3 = 3 \times 3$

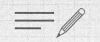

 5개 칸은 1부터 5까지, 7개 칸은 1부터 7까지 가로, 세로 중복되지 않게 순서에 상관없이 공란에 기입한다.

3				1
	3			
		3		2
	4			
5			4	1

1		7	3			2
	1	3			2	7
6	3			4		7
2					5	
	2	4		3		6
7	4				3	1
3			5		6	

	5			4
			3	
1		2		
	1		2	
5			4	

7	2		1		6	
3		1		6		7
	3			4	7	
6					5	3
	6		5	7		1
2		7	3		1	
	7				4	2

3		5		
	4			2
		2		
			1	
4	2			5

Grid 1

	3			2
3				5
	4		5	
				1
2		3		

Grid 2

	5			
		3		4
2	4			
	1	2		
1			2	

Grid 3

2		1	3	
	2		1	
				1
	3			4
4				

Grid 4

5		3		4	2	
	3	5		6		
2	5		3		6	4
6		4		5		1
	7		5		1	
		6		7		3
3	6				7	

Grid 5

6	4				3	
	7	5		1		4
		1	6		2	
3	1		4		7	
1		4		7		3
		7			1	
7	5			1	6	2

해답은 다음 페이지에 있습니다.

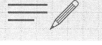

 해답

◀ 94페이지 해답

3	5	2	4	1
1	3	5	2	4
4	1	3	5	2
2	4	1	3	5
5	2	4	1	3

2	5	3	1	4
4	2	5	3	1
1	4	2	5	3
3	1	4	2	5
5	3	1	4	2

3	1	5	2	4
1	4	3	5	2
5	3	2	4	1
2	5	4	1	3
4	2	1	3	5

1	5	7	3	6	4	2
4	1	3	6	2	7	5
6	3	5	1	4	2	7
2	6	1	4	7	5	3
5	2	4	7	3	1	6
7	4	6	2	5	3	1
3	7	2	5	1	6	4

7	2	5	1	3	6	4
3	5	1	4	6	2	7
1	3	6	2	4	7	5
6	1	4	7	2	5	3
4	6	2	5	7	3	1
2	4	7	3	5	1	6
5	7	3	6	1	4	2

95페이지 해답 ▶

5	3	1	4	2
3	1	4	2	5
1	4	2	5	3
4	2	5	3	1
2	5	3	1	4

3	5	1	4	2
5	2	3	1	4
2	4	5	3	1
4	1	2	5	3
1	3	4	2	5

2	4	1	3	5
5	2	4	1	3
3	5	2	4	1
1	3	5	2	4
4	1	3	5	2

5	1	3	6	4	2	7
7	3	5	1	6	4	2
2	5	7	3	1	6	4
6	2	4	7	5	3	1
4	7	2	5	3	1	6
1	4	6	2	7	5	3
3	6	1	4	2	7	5

6	4	7	5	3	1	
2	7	5	3	1	6	4
5	3	1	6	4	2	7
3	1	6	4	2	7	5
1	6	4	2	7	5	3
4	2	7	5	3	1	6
7	5	3	1	6	4	2

제시된 단어를 4분간 외운 다음 종이로 가리고 밑의 기록란에 순서와 관계없이 생각나는 대로 5분 이내에 적기 바랍니다.

> 열녀 아령 여수 조찬 해적 연탄 연필 고추 맨션 아침밥
> 금비녀 전자파 통조림 맥문동 유니폼 계약금 백두산
> 비행기 저임금 대머리 가마니 해파리 주황색 금강산
> 토시살 맨드라미 아카데미

기록란

계산 문제 적합한 숫자나 기호(+, -, ×, ÷)를 ( ) 안에 넣으시오.

28 - 15 = (   )   3 + 5 + 3 = (   )   9 - 2 + 8 = (   )

42 - 13 = (   )   7 + 6 + 4 = (   )   5 × 3 - 9 = (   )

3 × 8 = (   )   3 × 7 (   ) 3 = 24   9 - 6 + 8 = (   )

12 ÷ 3 = (   )   3 + 5 + 7 = (   )   24 (   ) 3 - 5 = 3

18 - 16 = (   )   12 ÷ 2 + 3 = (   )   3 + 8 - 6 = (   )

20 ÷ 4 = (   )   4 + 3 + 6 = (   )   5 + 8 + 7 = (   )

14 (   ) 3 = 42   24 - 6 + 8 = (   )   4 + 7 + 8 = (   )

3 × 13 = (   )   9 - 3 - 2 = (   )   4 + 3 + 12 = (   )

26 + 19 = (   )   8 - 5 + 8 = (   )   4 (   ) 3 - 3 = 9

6 - 4 = (   )   8 + 3 - 5 = (   )   4 + 7 (   ) 8 = 19

24 ÷ 6 = (   )   5 + 9 + 2 = (   )   8 + 9 - 7 = (   )

14 × 2 = (   )   3 (   ) 7 - 6 = 15   8 + 5 - 6 = (   )

6 (   ) 18 = 24   4 × 8 - 8 = (   )   3 + 8 - 9 = (   )

4 + 17 = (   )   8 + 8 - 4 = (   )   6 × 2 + 12 = (   )

7 + 8 = (   )   5 × 4 + 6 = (   )   4 + 9 - 8 = (   )

18 ÷ 2 = (   )   6 + 19 (   ) 7 = 18   4 × 2 × 4 = (   )

13 (   ) 2 = 26   24 ÷ 6 + 7 = (   )   8 - 2 + 9 = (   )

12 - 5 = (   )   5 × 6 + 8 = (   )   7 - 5 + 8 = (   )

38 - 27 = (   )   14 × 3 - 9 = (   )   6 + 9 - 7 = (   )

4 × 12 = (   )   8 - 4 + 16 = (   )   4 × 3 + 4 = (   )

8 + 5 (   ) 7 = 6   8 + 5 = 3 + (   )   7 - 2 = 9 - (   )

7 (   ) 3 + 6 = 10   7 - 4 = 9 (   ) 6   5 × 3 = 8 (   ) 7

6 + 5 - 7 = (   )   9 + 7 = 5 + (   )   7 - 3 = 2 (   ) 2

4 (   ) 6 - 8 = 2   8 + 7 = 3 (   ) 5   4 (   ) 3 = 5 + 7

9 (   ) 6 + 3 = 6   24 ÷ 3 = 9 (   ) 1   9 - 3 = 2 (   ) 3

8 ÷ 4 + 8 = (   )   3 + 6 = 3 (   ) 3   8 + 7 = 3 × (   )

4 + 4 + 9 = (   )   14 - 6 = 2 (   ) 4   8 + 8 = 9 + (   )

16 (   ) 4 + 3 = 7   4 × 3 = 6 + (   )   8 + 4 = 6 × (   )

8 + 6 + 8 = (   )   7 - 1 = 3 × (   )   3 × 3 = 4 (   ) 5

5 (   ) 4 - 3 = 17   6 + 3 = 3 (   ) 3   7 × 3 = 6 + (   )

8 ÷ 4 + 3 = (   )   9 + 9 = 2 (   ) 9   6 + 9 = 8 + (   )

3 (   ) 5 - 8 = 7   6 + 7 = 9 + (   )   14 - 5 = 3 (   ) 6

6 + 5 + 4 = (   )   7 × 8 = 7 + (   )   9 (   ) 1 = 4 + 4

9 (   ) 3 + 5 = 8   8 (   ) 8 = 2 × 8   4 × 2 + 12 = (   )

4 + 7 + 7 = (   )   5 × 6 = 8 + (   )   3 (   ) 3 = 4 + 5

7 + 8 (   ) 9 = 24   9 (   ) 2 = 3 × 6   4 × 4 = 7 (   ) 9

5 + 7 + 12 = (   )   6 + 7 = 3 + (   )   7 - 1 = 9 - (   )

6 (   ) 12 - 9 = 9   6 (   ) 6 = 28 + 8   24 (   ) 8 = 8 + 8

7 + 8 - 6 = (   )   14 × 3 = 9 + (   )   9 - 2 = 4 + (   )

7 + 6 - 4 = (   )   6 + 4 = 3 + (   )   7 × 6 = 5 + (   )

5개 칸은 1부터 5까지, 7개 칸은 1부터 7까지 가로, 세로 중복되지 않게 순서에 상관없이 공란에 기입한다.

퍼즐 1 (5×5)

		5		4
5	3		4	
				2
			3	
2		4		

퍼즐 2 (5×5)

	4			3
4			3	
	5			
		1		2
	1		2	

퍼즐 3 (5×5)

	2		1	3
	4		3	
1		5		
3				1

퍼즐 4 (7×7)

	6	2			4	1
	4			5		6
4		3	6		5	
	2		1	3		
2		1		6		7
3		2			1	5
1		7		6		

퍼즐 5 (7×7)

2		1		3	7	
	2			1		3
4		3	1		2	
	1			7		2
3		2		4		6
	3		5		6	
5		4		6		1

Grid 1

	2		3	
2		3		
			4	
1			5	
	1			5

Grid 2

	4	2		3
			2	
5				
	5		1	
4				1

Grid 3

3		4		
	4			
				2
2	5		1	
		5		1

Grid 4

4	2		3		5	7
		2		4		
2		4		6		5
	3		4		6	
	1	5		7		6
1			7	5		
6		1	5			2

Grid 5

1		6		5		2
3	6		5		2	
	2	4				7
4			6	1		5
	3			4		
2		7	4		1	3
	1			2	4	

해답은 다음 페이지에 있습니다.

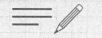

 해답

◀ 100페이지 해답

3	1	5	2	4
5	3	2	4	1
1	4	3	5	2
4	2	1	3	5
2	5	4	1	3

1	4	2	5	3
4	2	5	3	1
2	5	3	1	4
5	3	1	4	2
3	1	4	2	5

5	2	4	1	3
2	4	1	3	5
4	1	3	5	2
1	3	5	2	4
3	5	2	4	1

3	6	2	5	7	4	1
1	4	7	3	5	2	6
4	7	3	6	1	5	2
6	2	5	1	3	7	4
2	5	1	4	6	3	7
7	3	6	2	4	1	5
5	1	4	7	2	6	3

2	4	1	6	3	7	5
7	2	6	4	1	5	3
4	6	3	1	5	2	7
6	1	5	3	7	4	2
3	5	2	7	4	1	6
1	3	7	5	2	6	4
5	7	4	2	6	3	1

101페이지 해답 ▶

4	2	5	3	1
2	5	3	1	4
5	3	1	4	2
1	4	2	5	3
3	1	4	2	5

1	4	2	5	3
3	1	4	2	5
5	3	1	4	2
2	5	3	1	4
4	2	5	3	1

3	1	4	2	5
1	4	2	5	3
5	3	1	4	2
2	5	3	1	4
4	2	5	3	1

4	2	6	3	1	5	7
7	5	2	6	4	1	3
2	7	4	1	6	3	5
5	3	7	4	2	6	1
3	1	5	2	7	4	6
1	6	3	7	5	2	4
6	4	1	5	3	7	2

1	4	6	3	5	7	2
3	6	1	5	7	2	4
6	2	4	1	3	5	7
4	7	2	6	1	3	5
7	3	5	2	4	6	1
2	5	7	4	6	1	3
5	1	3	7	2	4	6

제시된 단어를 4분간 외운 다음 종이로 가리고 밑의 기록란에 순서와 관계없이 생각나는 대로 5분 이내에 적기 바랍니다.

외화 주인 유기 저울 해충 톱밥 계급 맷돌 비단 아리랑
토치카 열대어 맹꽁이 계산기 고창군 맥아더 백마산
통통배 사냥개 전주곡 윤선도 대문자 가마솥 고학생
주거비 해오라기 배드민턴

기록란

계산 문제 적합한 숫자나 기호(+, -, ×, ÷)를 ( ) 안에 넣으시오.

18 - 5 = ( )   3 + 6 + 7 = ( )   6 - 5 + 4 = ( )

26 - 13 = ( )   7 - 4 + 5 = ( )   5 × 7 + 4 = ( )

21 + 15 = ( )   3 + 7 - 3 = ( )   9 - 4 + 3 = ( )

24 ( ) 3 = 8   3 + 8 + 7 = ( )   6 + 8 - 5 = ( )

27 - 16 = ( )   8 ( ) 2 + 3 = 7   3 + 4 - 3 = ( )

36 ÷ 3 = ( )   3 + 3 + 6 = ( )   6 + 6 + 7 = ( )

6 + 19 = ( )   9 - 3 + 4 = ( )   7 + 7 ( ) 8 = 22

3 ( ) 14 = 42   9 ( ) 3 + 5 = 8   5 + 8 + 4 = ( )

21 + 18 = ( )   6 + 8 + 8 = ( )   3 × 8 + 3 = ( )

7 + 14 = ( )   6 + 3 - 5 = ( )   2 ( ) 7 + 8 = 17

16 ÷ 4 = ( )   7 + 4 + 9 = ( )   4 + 4 - 5 = ( )

3 × 14 = ( )   4 + 7 ( ) 6 = 5   6 + 4 - 3 = ( )

8 - 5 = ( )   4 × 8 - 4 = ( )   4 ( ) 8 - 7 = 25

6 ( ) 7 = 13   4 + 9 - 3 = ( )   4 × 2 + 7 = ( )

17 + 8 = ( )   4 × 8 + 4 = ( )   5 + 7 - 6 = ( )

26 ÷ 2 = ( )   6 + 6 - 7 = ( )   5 × 5 + 4 = ( )

3 × 16 = ( )   42 ÷ 6 + 4 = ( )   8 - 4 + 2 = ( )

36 - 25 = ( )   6 × 4 + 8 = ( )   3 - 2 + 7 = ( )

17 + 18 = ( )   6 × 6 - 9 = ( )   8 - 6 + 2 = ( )

5 × 6 = ( )   6 + 4 + 8 = ( )   6 × 4 + 3 = ( )

$4+7-6=(\quad)$ $8+5=3+(\quad)$ $9-3=8-(\quad)$

$9-3+4=(\quad)$ $9(\quad)4=2+3$ $6\times4=7+(\quad)$

$9+5(\quad)6=8$ $3(\quad)5=17-9$ $7-3=9(\quad)5$

$8\div2+6=(\quad)$ $9+7=2(\quad)8$ $4+3=2(\quad)5$

$7-6+4=(\quad)$ $8\div2=9-(\quad)$ $4+8=6+(\quad)$

$12\div4+7=(\quad)$ $4(\quad)3=9+3$ $8+7=3(\quad)5$

$6+6+6=(\quad)$ $13-6=4+(\quad)$ $6+8=7+(\quad)$

$5\times4+3=(\quad)$ $7-2=9-(\quad)$ $3(\quad)4=2\times6$

$6+9(\quad)8=23$ $9-2=4+(\quad)$ $3\times5=7(\quad)8$

$7(\quad)4-2=1$ $9(\quad)5=2+2$ $34-7=6+(\quad)$

$8\div4+4=(\quad)$ $7+9=4+(\quad)$ $9-7=8-(\quad)$

$6\times4-5=(\quad)$ $3(\quad)3=6+3$ $18(\quad)5=6+7$

$4+8-3=(\quad)$ $48(\quad)8=9-3$ $7+9=4+(\quad)$

$4+6+9=(\quad)$ $4+8=7(\quad)5$ $4\times12=8+(\quad)$

$2(\quad)7-8=6$ $7\times6=6+(\quad)$ $7+9=6+(\quad)$

$8\div2+8=(\quad)$ $8+12=3+(\quad)$ $6\times2=3(\quad)4$

$8+3+8=(\quad)$ $35\div7=9(\quad)4$ $9+9=3\times(\quad)$

$3(\quad)3-5=4$ $4\times8=7+(\quad)$ $3(\quad)8=19+5$

$8+8-4=(\quad)$ $3\times3=3(\quad)6$ $12+9=8+(\quad)$

$6+6-5=(\quad)$ $8(\quad)4=9-7$ $21\div7=7-(\quad)$

추리 문제

5개 칸은 1부터 5까지, 7개 칸은 1부터 7까지 가로, 세로 중복되지 않게 순서에 상관없이 공란에 기입한다.

문제 1

		1	4	
	5			4
		5		
		2		3
3			2	

문제 2

3		2	4			7
	1	4		3		
1			2	6		5
6		5				3
	5	1		7	4	
	7		5	2		1
7		6			2	

문제 3

3	5		4	
		3		
				5
4		2		
	4			1

문제 4

	3		5			6
2	5				6	1
6		7	4		3	
						2
5	1	6			2	4
	4	2		3	5	
4			2	6		3

문제 5

2	4			
		4		1
	5			
	3	5		
4			2	

		4		5
		1	4	
				3
			3	1
2	5			

				1
1	4		5	
		4		5
			4	
2		3		

		1		5
	1		5	
1				4
3		2		
				3

	7	2		6		
2		6	1		7	5
4	6			5		7
				7	4	
	3				6	4
3	5		2			6
7		4		1	5	

	4		3		1	5
7				4	6	
		3	6			
3		1		7		6
6	1		7		5	2
		6		5	7	
	6		5	1		7

해답은 다음 페이지에 있습니다.

107

해답

◀ 106페이지 해답

5	3	1	4	2
2	5	3	1	4
4	2	5	3	1
1	4	2	5	3
3	1	4	2	5

3	5	1	4	2
5	2	3	1	4
1	3	4	2	5
4	1	2	5	3
2	4	5	3	1

2	4	1	5	3
5	2	4	3	1
3	5	2	1	4
1	3	5	4	2
4	1	3	2	5

3	6	2	4	1	5	7
5	1	4	6	3	7	2
1	4	7	2	6	3	5
6	2	5	7	4	1	3
2	5	1	3	7	4	6
4	7	3	5	2	6	1
7	3	6	1	5	2	4

7	3	1	5	2	4	6
2	5	3	7	4	6	1
6	2	7	4	1	3	5
3	6	4	1	5	7	2
5	1	6	3	7	2	4
1	4	2	6	3	5	7
4	7	5	2	6	1	3

107페이지 해답 ▶

3	1	4	2	5
5	3	1	4	2
1	4	2	5	3
4	2	5	3	1
2	5	3	1	4

4	2	5	3	1
1	4	2	5	3
3	1	4	2	5
5	3	1	4	2
2	5	3	1	4

2	4	1	3	5
4	1	3	5	2
1	3	5	2	4
3	5	2	4	1
5	2	4	1	3

5	7	2	4	6	3	1
2	4	6	1	3	7	5
4	6	1	3	5	2	7
6	1	3	5	7	4	2
1	3	5	7	2	6	4
3	5	7	2	4	1	6
7	2	4	6	1	5	3

2	4	7	3	6	1	5
7	2	5	1	4	6	3
5	7	3	6	2	4	1
3	5	1	4	7	2	6
6	1	4	7	3	5	2
1	3	6	2	5	7	4
4	6	2	5	1	3	7

암기 문제 제시된 단어를 4분간 외운 다음 종이로 가리고 밑의 기록란에 순서와 관계없이 생각나는 대로 5분 이내에 적기 바랍니다.

요강 준치 우유 전차 땅콩 계단 대만 맹자 백반 연주가
종아리 십자가 외양간 머리띠 통풍구 곡괭이 전투기
백목련 이교도 조약돌 대법관 핸드볼 고주파 이라크
저어새 계수나무 방아깨비

기록란

계산 문제 적합한 숫자나 기호(+, -, ×, ÷)를 ( ) 안에 넣으시오.

6+8-3=( )	25+13=( )	8-6+8=( )
8-3+7=( )	32-24=( )	5×4+4=( )
3×16=( )	8+23=( )	9+6-8=( )
6÷2+8=( )	25( )7=18	5+8-7=( )
8( )6+3=5	18÷2=( )	4+6-8=( )
16÷4+9=( )	33+16=( )	3+7+8=( )
6+5+7=( )	39-16=( )	7( )9+8=24
6×8+2=( )	36( )6=6	5+7+3=( )
2( )9+8=26	34-28=( )	4×9-5=( )
11-5+3=( )	33-25=( )	7+2-4=( )
16÷4+9=( )	39+9=( )	7+9( )7=9
4×7-6=( )	16+17=( )	5+4+6=( )
5+7-3=( )	5×8=( )	3( )6-9=9
2( )6-7=5	38-24=( )	4×6+4=( )
5+9-8=( )	4×4+6=( )	5+9-4=( )
6÷2+5=( )	42( )6=7	5×7+6=( )
5×8-2=( )	24÷4=( )	8-4+8=( )
4+8-5=( )	15×3=( )	9-2+3=( )
4+5+7=( )	2×13=( )	2+5+4=( )
7×3-2=( )	24+16=( )	4×4+7=( )

$9+7-4=(\quad)$ $9+5=7+(\quad)$ $18(\quad)9=7-5$

$6(\quad)3+6=24$ $7(\quad)2=14$ $7+8=5(\quad)3$

$8\times5+6=(\quad)$ $8(\quad)7=15$ $5+2=12(\quad)5$

$8+9+9=(\quad)$ $8\times4+8=(\quad)$ $5\times5=7+(\quad)$

$7(\quad)4=9-6$ $8-(\quad)+8=10$ $14\div(\quad)=3+4$

$6(\quad)6=27+9$ $12\div4+7=(\quad)$ $4(\quad)3=6+6$

$8\times6=39+(\quad)$ $3(\quad)6-9=9$ $15-6=3(\quad)3$

$16(\quad)4=7-3$ $6\times4+6=(\quad)$ $6(\quad)2=7-4$

$8+6=5+(\quad)$ $8+9(\quad)8=25$ $7+8=3\times(\quad)$

$5\times9=6+(\quad)$ $5-4+6=(\quad)$ $6+3=4+(\quad)$

$9\div3=7(\quad)4$ $8\div4+3=(\quad)$ $9+9=2(\quad)9$

$3\times4=6+(\quad)$ $5\times4+4=(\quad)$ $6+7=5+(\quad)$

$7(\quad)9=2\times8$ $8+8(\quad)5=11$ $7\times2=5+(\quad)$

$6\times3=2(\quad)9$ $13+6-4=(\quad)$ $7(\quad)8=3\times5$

$8\div2=8-(\quad)$ $8+7+6=(\quad)$ $4\times6=7+(\quad)$

$8+9=5+(\quad)$ $8\div2+9=(\quad)$ $16(\quad)7=3\times3$

$9(\quad)3=8-5$ $4\times6+5=(\quad)$ $18\div6=7-(\quad)$

$12\div4=7-(\quad)$ $21(\quad)7+5=8$ $4\times8=6+(\quad)$

$32\div4=3(\quad)5$ $5+8-5=(\quad)$ $5\times3=8+(\quad)$

$8+8=7(\quad)9$ $4\times6+9=(\quad)$ $56(\quad)7=2\times4$

추리 문제 5개 칸은 1부터 5까지, 7개 칸은 1부터 7까지 가로, 세로 중복되지 않게 순서에 상관없이 공란에 기입한다.

	1		2	
5				
	5	4		3
			3	
1				2

6		4	1			7
4			6		3	5
	5	7		6	1	
7			2			1
5		3			4	
	4		3	5		2
3		1			2	

	3	5		
				1
	2		1	
		1		5
4				2

	6		5		3	1
1	3		2		7	
5		3		1		2
			3		1	
	1	4		2		3
3		1			2	
7	2			3	6	

	5			2
5		3	1	
	3			5
4				
			3	

2		3		
	2		3	
1				
5			4	
		4		5

	2			3
	5		4	
		5		4
	1			
2			3	

	1			5
		4		
2		3		4
	2			
1			5	

	5		6		7	2
4		6			3	
6	3		4	2		7
		4			1	
7		2		3		1
	2		3		4	
3		5		6		4

5		6	3			7
	7		1	6		5
6		7		2	5	
		2	6		7	
4				7		6
		1		3		
2	6		7		1	4

해답은 다음 페이지에 있습니다.

해답

◀ 112페이지 해답

3	1	5	2	4
5	3	2	4	1
2	5	4	1	3
4	2	1	3	5
1	4	3	5	2

1	3	5	2	4
3	5	2	4	1
5	2	4	1	3
2	4	1	3	5
4	1	3	5	2

3	5	1	4	2
5	2	3	1	4
1	3	4	2	5
4	1	2	5	3
2	4	5	3	1

6	2	4	1	3	5	7
4	7	2	6	1	3	5
2	5	7	4	6	1	3
7	3	5	2	4	6	1
5	1	3	7	2	4	6
1	4	6	3	5	7	2
3	6	1	5	7	2	4

4	6	2	5	7	3	1
1	3	6	2	4	7	5
5	7	3	6	1	4	2
2	4	7	3	5	1	6
6	1	4	7	2	5	3
3	5	1	4	6	2	7
7	2	5	1	3	6	4

113페이지 해답 ▶

2	5	3	1	4
4	2	5	3	1
1	4	2	5	3
5	3	1	4	2
3	1	4	2	5

5	2	4	1	3
3	5	2	4	1
1	3	5	2	4
4	1	3	5	2
2	4	1	3	5

3	1	4	2	5
5	3	1	4	2
2	5	3	1	4
4	2	5	3	1
1	4	2	5	3

1	5	3	6	4	7	2
4	1	6	2	7	3	5
6	3	1	4	2	5	7
2	6	4	7	5	1	3
7	4	2	5	3	6	1
5	2	7	3	1	4	6
3	7	5	1	6	2	4

5	2	6	3	1	4	7
3	7	4	1	6	2	5
6	3	7	4	2	5	1
1	5	2	6	4	7	3
4	1	5	2	7	3	6
7	4	1	5	3	6	2
2	6	3	7	5	1	4

암기 문제 제시된 단어를 4분간 외운 다음 종이로 가리고 밑의 기록란에 순서와 관계없이 생각나는 대로 5분 이내에 적기 바랍니다.

아전 조조 바둑 여물 여성 조상 햅쌀 계곡 머위 연체료
조선소 윤리학 대변인 메뚜기 백혈병 통근차 고혈압
계란탕 전화기 고조선 윤봉길 가면극 싱크대 행정학
윤활유 아지랑이 대승불교

기록란

계산 문제 적합한 숫자나 기호(+, -, ×, ÷)를 ( ) 안에 넣으시오.

5＋7－2＝( ) 　35＋13＝( ) 　6＋8＋8＝( )

7－4＋5＝( ) 　42－24＝( ) 　6×6＋4＝( )

8( )8＝64 　27( )3＝81 　9－5＋3＝( )

6÷2( )3＝6 　24＋15＝( ) 　5＋7－5＝( )

7－5＋3＝( ) 　16( )2＝8 　4＋5－6＝( )

14＋3＝( ) 　23＋16＝( ) 　6＋6＋7＝( )

5＋3＋9＝( ) 　31－23＝( ) 　8( )2＋8＝14

3×8＋4＝( ) 　48－32＝( ) 　7＋5－4＝( )

3＋8＝( ) 　32－18＝( ) 　5×3＋4＝( )

7－2－3＝( ) 　33－25＝( ) 　9＋3－5＝( )

2×8＋3＝( ) 　29＋9＝( ) 　8( )4＋7＝9

6×7＋5＝( ) 　47－36＝( ) 　7＋8－3＝( )

6( )8－5＝43 　5×8＝( ) 　6＋7＋9＝( )

2＋7＋7＝( ) 　38( )27＝11 　6×6－8＝( )

5＋4＋8＝( ) 　2×17＝( ) 　5＋9( )8＝6

12÷6＋4＝( ) 　32－17＝( ) 　5×8－4＝( )

5×3＋2＝( ) 　24÷3＝( ) 　9－5＋5＝( )

5( )2＋5＝15 　6×8＝( ) 　7＋2－5＝( )

4＋6－7＝( ) 　3×16＝( ) 　6＋9－7＝( )

4＋4＋2＝( ) 　24＋16＝( ) 　3×7＋3＝( )

$4(\ \ )6=7+17$ $4+9-6=(\ \ )$ $7+5=6(\ \ )6$

$7+4=5(\ \ )6$ $8(\ \ )3+6=11$ $7-6=9-(\ \ )$

$3\times8=6+(\ \ )$ $5+4-6=(\ \ )$ $5+7=(\ \ )-4$

$5(\ \ )8=7+6$ $8\div2+8=(\ \ )$ $4+5=3\times(\ \ )$

$7(\ \ )3=2+2$ $7-6+4=(\ \ )$ $12\div2+3=(\ \ )$

$4+6=7+(\ \ )$ $28\div4+9=(\ \ )$ $5\times3=7(\ \ )8$

$6+6(\ \ )9=21$ $18-6=5+(\ \ )$ $9+7+7=(\ \ )$

$35(\ \ )5=4+3$ $5\times4+6=(\ \ )$ $27(\ \ )3=3+6$

$6+7=4(\ \ )9$ $4+9+7=(\ \ )$ $9-2=4+(\ \ )$

$4\times9=8+(\ \ )$ $9(\ \ )3+5=8$ $3+3-=3\times(\ \ )$

$27(\ \ )3=3\times3$ $8\div4+3=(\ \ )$ $5+9=(\ \ )-5$

$6+8=5+(\ \ )$ $4\times4-5=(\ \ )$ $5+7=4+(\ \ )$

$8+9=7+(\ \ )$ $5+8-3=(\ \ )$ $4(\ \ )2=4+4$

$5\times2=2+(\ \ )$ $18+6+4=(\ \ )$ $7(\ \ )8=3\times5$

$12\div3=7(\ \ )3$ $8(\ \ )2+5=9$ $4\times7=6+(\ \ )$

$5+9=4+(\ \ )$ $7+2+5=(\ \ )$ $9+12=3\times(\ \ )$

$3+9=3(\ \ )4$ $8\div2+6=(\ \ )$ $24\div6=9(\ \ )5$

$16\div4=8-(\ \ )$ $5(\ \ )5-4=21$ $5\times6=8+(\ \ )$

$32\div4=4\times(\ \ )$ $7+4-7=(\ \ )$ $15\times3=9+(\ \ )$

$7+7=3+(\ \ )$ $6+4-2=(\ \ )$ $32(\ \ )4=2\times4$

**추리
문제** 5개 칸은 1부터 5까지, 7개 칸은 1부터 7까지 가로, 세로 중복되지
않게 순서에 상관없이 공란에 기입한다.

	2			3
2				1
	3		2	
				5
			4	5

3		1		
	3	4		5
	2		1	
2				
			5	

			3	
4			5	
1				4
	2			
	5	2		1

7			1		2	6
1		3		2	7	
5	2					1
	4		5		6	
2		4	7			5
4	1				3	
	3		4	7		2

7	3			6		4
2		7	3		4	
	2	4		5	1	
				3		1
1		6	2			5
	1			4	7	
3			4	2		7

1			2	
			4	
5		4		
	4		3	
		3		2

3		4		
	4			3
		5		
2			1	
		1		2

	5			4
5				2
	1		2	
				3
4		5		

2	6		5	1		7
	1	5		3	6	
					3	6
6		7				4
		4		2	5	
7	4		3		2	
	2	6		4		3

	1		6		5	7
2		1		7		5
	2		7		6	
	4	6				3
		2			4	
1	5		3	6		4
6			5	1		7

해답은 다음 페이지에 있습니다.

119

추리 문제 해답

◀ 118페이지 해답

4	2	5	1	3
2	5	3	4	1
5	3	1	2	4
1	4	2	3	5
3	1	4	5	2

3	5	1	4	2
1	3	4	2	5
5	2	3	1	4
2	4	5	3	1
4	1	2	5	3

2	4	1	3	5
4	1	3	5	2
1	3	5	2	4
5	2	4	1	3
3	5	2	4	1

3	7	5	1	4	2	6
1	5	3	6	2	7	4
5	2	7	3	6	4	1
7	4	2	5	1	6	3
2	6	4	7	3	1	5
4	1	6	2	5	3	7
6	3	1	4	7	5	2

7	3	5	1	6	2	4
2	5	7	3	1	4	6
6	2	4	7	5	1	3
4	7	2	5	3	6	1
1	4	6	2	7	3	5
5	1	3	6	4	7	2
3	6	1	4	2	5	7

119페이지 해답 ▶

1	3	5	2	4
3	5	2	4	1
5	2	4	1	3
2	4	1	3	5
4	1	3	5	2

3	1	4	2	5
1	4	2	5	3
4	2	5	3	1
2	5	3	1	4
5	3	1	4	2

2	5	3	1	4
5	3	1	4	2
3	1	4	2	5
1	4	2	5	3
4	2	5	3	1

2	6	3	5	1	4	7
4	1	5	7	3	6	2
1	5	2	4	7	3	6
6	3	7	2	5	1	4
3	7	4	6	2	5	1
7	4	1	3	6	2	5
5	2	6	1	4	7	3

4	1	3	6	2	5	7
2	6	1	4	7	3	5
5	2	4	7	3	6	1
7	4	6	2	5	1	3
3	7	2	5	1	4	6
1	5	7	3	6	2	4
6	3	5	1	4	7	2

제시된 단어를 4분간 외운 다음 종이로 가리고 밑의 기록란에 순서와 관계없이 생각나는 대로 5분 이내에 적기 바랍니다.

행상 주역 유교 신도 전함 가문 금성 멍게 백자 아리아
쌍계사 열목어 조미료 대사관 빈민가 메밀꽃 밴댕이
향나무 곡마단 유흥비 금잔디 계룡산 저당권 핵가족
가무연 궁중무용 메추라기

기록란

계산문제 적합한 숫자나 기호(+, -, ×, ÷)를 (   ) 안에 넣으시오.

3+3+5=(   )　　12+23=(   )　　7-4+4=(   )

15-3+8=(   )　　27-24=(   )　　8×4-5=(   )

18×2=(   )　　22+17=(   )　　9-6+4=(   )

16÷2+7=(   )　　16+17=(   )　　4+3(   )5=12

8-6+7=(   )　　18÷3=(   )　　2+8-7=(   )

16÷4+4=(   )　　13(   )3=39　　28(   )4+2=9

7+6+5=(   )　　31-13=(   )　　7+5+7=(   )

7×4+2=(   )　　32-23=(   )　　2+8+4=(   )

9(   )4+8=44　　34-18=(   )　　4×9+3=(   )

9-2-5=(   )　　33(   )25=8　　14+4-8=(   )

16÷4+5=(   )　　31+17=(   )　　9+3(   )7=5

7×4+8=(   )　　37-26=(   )　　4+4-6=(   )

5+8-4=(   )　　3×8=(   )　　2+7+9=(   )

28(   )4+7=14　　15+24=(   )　　7×2+9=(   )

5+7+3=(   )　　8×6=(   )　　2+9-2=(   )

6÷2+7=(   )　　28-17=(   )　　6×2(   )4=8

6×5+2=(   )　　36÷6=(   )　　9+7+3=(   )

2+8-5=(   )　　7×4=(   )　　3-2+6=(   )

5+5+4=(   )　　3×9=(   )　　2+9-5=(   )

8×3-2=(   )　　34(   )21=13　　8×4-3=(   )

$3(\quad)6=2\times9$ $6+4-3=(\quad)$ $8+5=(\quad)+4$

$5+4=3(\quad)3$ $4-3(\quad)6=7$ $7(\quad)2=3+2$

$3\times8=6+(\quad)$ $5+8-2=(\quad)$ $9+7+3=(\quad)$

$4+6=3+(\quad)$ $16\div4+6=(\quad)$ $4+5=(\quad)\times3$

$9(\quad)4=2+3$ $7(\quad)6+3=4$ $6\div3=8-(\quad)$

$3+6=3\times(\quad)$ $12\div4+6=(\quad)$ $7(\quad)8=3\times5$

$5\times6=8+(\quad)$ $5+7+9=(\quad)$ $8-6=9-(\quad)$

$45(\quad)5=3\times3$ $5\times7+3=(\quad)$ $7-3=9(\quad)5$

$6+7=4+(\quad)$ $4(\quad)9+8=44$ $8+8=2\times(\quad)$

$4\times9=7+(\quad)$ $8-5+6=(\quad)$ $3(\quad)3=4+5$

$12+9=(\quad)\times7$ $12\div4+3=(\quad)$ $6\times7=9+(\quad)$

$8+8=2\times(\quad)$ $6\times7+7=(\quad)$ $7(\quad)7=2\times7$

$5+9=7+(\quad)$ $64(\quad)8-5=3$ $3\times12=7+(\quad)$

$4\times2=3+(\quad)$ $17+5+7=(\quad)$ $3+8=6+(\quad)$

$18\div2=(\quad)+5$ $9+7(\quad)8=24$ $4\times6=(\quad)+9$

$8+9=4+(\quad)$ $16\div2+5=(\quad)$ $6+12=7+(\quad)$

$3+12=3\times(\quad)$ $3\times4+6=(\quad)$ $24\div6+7=(\quad)$

$24(\quad)8=4\times8$ $3+12-4=(\quad)$ $6(\quad)6=43-7$

$36(\quad)4=3\times3$ $4+3-2=(\quad)$ $8\times4=8+(\quad)$

$8+7=(\quad)\times5$ $4+9-2=(\quad)$ $7-4=8-(\quad)$

 5개 칸은 1부터 5까지, 7개 칸은 1부터 7까지 가로, 세로 중복되지 않게 순서에 상관없이 공란에 기입한다.

Grid 1 (5×5)

	2			1
		3	1	
			4	2
3		4		
			5	

Grid 2 (5×5)

			2	
5				
1				2
	2		3	
	5	4		3

Grid 3 (5×5)

1			5	
			3	
2		3		
	3		4	
		4		5

Grid 4 (7×7)

		1	5		2	
4		6			7	2
	6		1	3		
5		7				3
1	5		7		4	
	7	5			6	1
7		2	6			5

Grid 5 (7×7)

1		6			2	7
	1	3			6	
	6			7		2
6			1			5
	5	7		6	3	
4	7		6			3
7			2	4		6

			4	
1		5		4
	1			
2			3	
	2			3

2				4
4	2			
			5	
3	1			
		1	4	

	1		2	
1		3		
5			4	
			1	
	2			5

3		2		4		
1	4		5		6	3
		3		5		6
6	2		3	7		
		1			7	
5	1			6		7
	3	6			5	2

7		2		3		5
	7		2		4	
5		7		1		3
	6			5		
6		1	5		7	4
	5			4		6
4	1		3		5	

해답은 다음 페이지에 있습니다.

해답

◀ 124페이지 해답

4	2	5	3	1
2	5	3	1	4
5	3	1	4	2
3	1	4	2	5
1	4	2	5	3

3	1	5	2	4
5	3	2	4	1
1	4	3	5	2
4	2	1	3	5
2	5	4	1	3

1	4	2	5	3
4	2	5	3	1
2	5	3	1	4
5	3	1	4	2
3	1	4	2	5

6	3	1	5	7	2	4
4	1	6	3	5	7	2
2	6	4	1	3	5	7
5	2	7	4	6	1	3
1	5	3	7	2	4	6
3	7	5	2	4	6	1
7	4	2	6	1	3	5

1	4	6	3	5	2	7
5	1	3	7	2	6	4
3	6	1	5	7	4	2
6	2	4	1	3	7	5
2	5	7	4	6	3	1
4	7	2	6	1	5	3
7	3	5	2	4	1	6

125페이지 해답 ▶

3	5	2	4	1
1	3	5	2	4
4	1	3	5	2
2	4	1	3	5
5	2	4	1	3

2	5	3	1	4
4	2	5	3	1
1	4	2	5	3
3	1	4	2	5
5	3	1	4	2

3	1	5	2	4
1	4	3	5	2
5	3	2	4	1
2	5	4	1	3
4	2	1	3	5

3	6	2	7	4	1	5
1	4	7	5	2	6	3
4	7	3	1	5	2	6
6	2	5	3	7	4	1
2	5	1	6	3	7	4
5	1	4	2	6	3	7
7	3	6	4	1	5	2

7	4	2	6	3	1	5
3	7	5	2	6	4	1
5	2	7	4	1	6	3
2	6	4	1	5	3	7
6	3	1	5	2	7	4
1	5	3	7	4	2	6
4	1	6	3	7	5	2

제시된 단어를 4분간 외운 다음 종이로 가리고 밑의 기록란에 순서와
관계없이 생각나는 대로 5분 이내에 적기 바랍니다.

여름 아쟁 주심 행인 열무 열사 절구 가방 멍석 주치의
아저씨 조물주 공관장 이력서 뱀장어 곁사돈 메아리
가물치 대자연 곡사포 저기압 곡성군 통행증 한라봉
토스트 공기드릴 모과나무

기록란

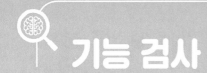

기능 검사

☑ 숫자 읽기

아래 숫자를 숫자(❹ 4-사, 9-구, 3-삼, 6-육과 같이)로 끝까지 소리 내어 읽고 걸린 시간을 기록한다.　　　　　　　　　　　　[　　　분　　　초]

```
9 4 7 8 7 5 3 8 4 9 5 3 7 4 3 6 7 5 8 4 3
9 6 5 6 5 9 8 3 3 8 6 7 9 4 9 7 5 6 7 9 5
6 3 8 7 9 5 4 7 3 5 8 7 4 6 3 9 8 5 3 6 5
9 3 5 7 9 5 7 3 6 4 7 6 8 4 5 8 5 7 9 6 7
3 4 6 5 8 8 7 4 5 6 5 3 9 4 6 8 3 7 9 6 9
3 7 8 7 6 5 8 7 5 6 8 4 5 8 3 8 6 7 9 5 7
9 6 7 7 4 9 5 4 6 7 9 4 3 7 4 4 9 6 6 8 3
7 5 7 6 9 3 5 7 6 9 8 3 5 6 8 7 3 8 7 3 9
5 3 4 9 5 7 4 7 8 3 9 8 7 6 8 3 7 6 4 9 5
8 5 6 5 8 4 9 3 5 4 8 3 7 9 4 7 9 4 8 3 8
5 7 9 5 3 8 5 7 9 4 5 5 9 3 4 4 6 7 5 8 9
8 5 6 6 3 8 3 5 6 8 3 7 6 3 8 8 5 5 7 6 8
3 8 5 9 3 7 9 4 8 7 3 5 8 5 8 6 8 3 7 6 7
4 5 9 7 6 8 7 9 6 7 3 4 6 5 8 8 7 4 5 6 5
```

☑ 색채 읽기

위 숫자를 숫자로 읽지 않고 색채(❹ 5-빨강, 6-파랑, 4-노랑, 7-빨강, 8-검정, 6-초록, 4-보라와 같이)로 소리 내어 읽는다.　　　　　　[　　　분　　　초]

☑ 숫자 계산

숫자를 더해서 십 자리는 제하고 한 자릿수만 적는다. 예를 들어 9와 6을 더하면 15이지만 10은 제하고 5만, 6과 8을 더하면 14이지만 4만, 8과 3은 1을, 3과 7은 0을 숫자와 숫자 사이에 적는다(7. **책의 사용 방법 설명 참조**). 끝까지 한 다음 걸린 시간을 기록한다. 　　　　　　　　　[　　　분　　　초]

```
7 3 6 5 7 8 4 3 8 6 7 9 3 5 7 6 6 3 8 7 5 5 9
4 6 8 4 9 8 5 7 7 8 5 6 4 4 9 6 7 4 8 4 6 9 3
5 6 4 5 8 4 5 4 7 9 8 4 9 6 3 7 3 9 6 8 5 4 7
9 3 3 4 5 8 5 8 5 4 7 8 3 6 5 4 6 7 6 9 3 5 8
7 6 8 3 4 8 6 9 4 6 7 8 3 6 9 7 6 3 9 6 8 9 9
5 3 4 7 6 9 7 9 5 7 8 4 7 6 3 9 8 4 9 7 6 3 8
5 4 6 7 9 5 8 4 7 8 5 3 9 5 7 5 8 6 4 7 9 4 6
5 7 8 6 3 8 3 5 6 8 3 7 6 3 8 8 5 5 7 6 8 3 8
5 9 3 7 9 4 8 7 3 5 8 6 7 9 4 7 8 6 5 3 7 8 6
3 8 4 7 6 9 7 3 5 6 8 3 5 9 3 5 4 7 5 8 9 4 8
6 6 8 3 7 5 3 8 4 5 8 6 5 7 9 5 6 9 4 6 9 4 5
3 4 7 8 3 7 5 8 3 3 5 4 3 6 7 3 8 5 6 6 5
8 7 9 5 9 4 7 8 9 5 3 7 4 4 9 6 8 3 5 7 8 4 3
7 5 4 9 3 8 4 9 4 5 7 4 8 5 9 6 5 7 3 6 9 5 9
4 7 8 7 5 3 8 4 9 5 3 7 4 3 6 7 5 8 4 3 9 6 5
6 5 9 8 3 3 8 6 7 9 4 9 7 5 6 7 9 5 6 3 8 7 9
5 4 7 3 5 8 7 4 6 3 9 8 5 3 6 5 9 3 5 7 9 5 7
3 6 4 7 6 8 4 5 8 5 7 9 6 7 3 4 6 5 8 8 7 4 5
```

19 일(회)

 적합한 숫자나 기호(+, -, ×, ÷)를 ( ) 안에 넣으시오.

4+2+5=(　)　　19+23=(　)　　9+4+8=(　)

6-3+6=(　)　　32(　)14=18　　7×3-8=(　)

5+5-3=(　)　　23+13=(　)　　7-2+3=(　)

6÷2+7=(　)　　17+17=(　)　　5+8-9=(　)

7-6(　)3=4　　24÷4=(　)　　3(　)8-6=18

12÷4+9=(　)　　32(　)16=2　　7+5+7=(　)

5+6+4=(　)　　31-13=(　)　　8+7+8=(　)

3×4+5=(　)　　39-32=(　)　　7+8+4=(　)

4+9+4=(　)　　31-18=(　)　　5×7-7=(　)

9-4+7=(　)　　42-25=(　)　　3(　)5-7=8

16÷4+5=(　)　　27+19=(　)　　8+3-7=(　)

4(　)4-7=9　　43-36=(　)　　4+8-6=(　)

5+8-3=(　)　　6×8=(　)　　9+8(　)9=8

4+8+3=(　)　　41-34=(　)　　5×4+2=(　)

4+4+3=(　)　　3×14=(　)　　3+5-2=(　)

6(　)2+2=5　　22-17=(　)　　7×2-5=(　)

4×7-5=(　)　　24÷6=(　)　　9-4+3=(　)

8+8-5=(　)　　14(　)6=84　　9-4+8=(　)

5+5-3=(　)　　4×9=(　)　　3+7-4=(　)

4×8+2=(　)　　24+16=(　)　　5×3+2=(　)

18-7=6+(   )   3+6+4=(   )   7+5=(   )×3

6+8=5+(   )   8-3+8=(   )   7(   )4=5+6

5(   )7=27+8   5(   )5-2=8   6×3=5+(   )

4+6(   )8=7-5   6÷2+8=(   )   4+5=3×(   )

8-4=6-(   )   7(   )6+3=4   9÷3=7-(   )

3+2+6=(   )   12÷4+9=(   )   3×6=9(   )9

8(   )6=41+7   9+6+4=(   )   15(   )3=9-4

18(   )3=3×2   8×4+7=(   )   7(   )3=2+2

8+6=(   )+5   6(   )4+8=32   8+8=2×(   )

4×9=6+(   )   6-3+6=(   )   9(   )3=7-4

9÷3=7-(   )   12÷2+7=(   )   9+9=(   )×2

9+8=5+(   )   5×4+8=(   )   3(   )7=14+7

9+9=2×(   )   7+8-4=(   )   4×12=7+(   )

6×2=(   )×4   15(   )3+4=9   6+8=4+(   )

24÷2=6(   )6   7+7+3=(   )   7×4=6+(   )

28+8=4(   )9   6×7-5=(   )   6+12=7+(   )

7+9=6+(   )   5×4+2=(   )   18÷6=8(   )5

16÷8=8-(   )   7(   )12-5=14   6(   )8=2×7

32(   )4=2×4   8+4-9=(   )   9×4=8+(   )

8+7=3(   )5   6+3-2=(   )   8(   )4=19-7

5개 칸은 1부터 5까지, 7개 칸은 1부터 7까지 가로, 세로 중복되지 않게 순서에 상관없이 공란에 기입한다.

5		4		
	4			5
				2
	3		2	
3				1

5		4		6		7
7					5	
	5		6	3		4
6			3		4	1
	6	2		4	1	
1			5	2		
4		3			2	6

	5			2
	3		2	
		2		3
	4			
5			1	

2		4	6		1	
	2				3	7
1			5	2		4
	4		3		5	
3					2	6
	3	7		6		1
7	5		4		6	

	4		5	
4				5
1		5	4	
	2			1

1.

3	1		2	
		3		
				5
2		4		
	3			1

2.

	2			
				1
	3		2	
3		4	5	
		2		5

3.

2			5	
4				
				2
	5		1	
	2	4		1

4.

6			1	5		7
	6	1			7	
7		5	2		4	1
	1			4		6
	4	6		7	5	
4		2				
	5		4	1		3

5.

		5	2		3	
6		7			5	2
	6		7	4		
7		1				3
5	2			7	4	
	7	4		5		6
1		2	6			4

해답은 다음 페이지에 있습니다.

해답

◀ 132페이지 해답

5	2	4	1	3
2	4	1	3	5
4	1	3	5	2
1	3	5	2	4
3	5	2	4	1

3	5	1	4	2
1	3	4	2	5
4	1	2	5	3
2	4	5	3	1
5	2	3	1	4

2	4	1	5	3
4	1	3	2	5
1	3	5	4	2
5	2	4	3	1
3	5	2	1	4

5	1	4	2	6	3	7
7	3	6	4	1	5	2
2	5	1	6	3	7	4
6	2	5	3	7	4	1
3	6	2	7	4	1	5
1	4	7	5	2	6	3
4	7	3	1	5	2	6

2	7	4	6	3	1	5
4	2	6	1	5	3	7
1	6	3	5	2	7	4
6	4	1	3	7	5	2
3	1	5	7	4	2	6
5	3	7	2	6	4	1
7	5	2	4	1	6	3

133페이지 해답 ▶

3	1	5	2	4
1	4	3	5	2
4	2	1	3	5
2	5	4	1	3
5	3	2	4	1

4	2	5	1	3
2	5	3	4	1
5	3	1	2	4
3	1	4	5	2
1	4	2	3	5

2	4	1	5	3
4	1	3	2	5
1	3	5	4	2
3	5	2	1	4
5	2	4	3	1

6	2	4	1	5	3	7
3	6	1	5	2	7	4
7	3	5	2	6	4	1
5	1	3	7	4	2	6
1	4	6	3	7	5	2
4	7	2	6	3	1	5
2	5	7	4	1	6	3

4	1	5	2	6	3	7
6	3	7	4	1	5	2
2	6	3	7	4	1	5
7	4	1	5	2	6	3
5	2	6	3	7	4	1
3	7	4	1	5	2	6
1	5	2	6	3	7	4

제시된 단어를 4분간 외운 다음 종이로 가리고 밑의 기록란에 순서와 관계없이 생각나는 대로 5분 이내에 적기 바랍니다.

향가 육군 주석 유훈 가보 대전 메기 뱅어 이란 아방궁
주사위 외손자 기관사 경희궁 점령군 뱃고동 빨랫줄
멕시코 쓰레기 통화료 대장간 허생전 조문객 곤돌라
유엔군 고들빼기 바이칼호

기록란

계산 문제 적합한 숫자나 기호(+, -, ×, ÷)를 ( ) 안에 넣으시오.

5+4-2=( )	23( )13=36	4+4+8=( )
8-3+3=( )	39-24=( )	3×8-4=( )
9+5-4=( )	13+23=( )	7-3+3=( )
4÷2+9=( )	15+17=( )	7+8-3=( )
8-2+3=( )	16( )4=4	5+8-6=( )
24( )8+3=6	14+16=( )	3+8+4=( )
7+3+5=( )	48( )33=15	2+4+8=( )
8×4-5=( )	37-23=( )	6+6+4=( )
6( )4+8=32	28-15=( )	15( )3+8=13
9+5-3=( )	16+25=( )	3+5+2=( )
24÷4+9=( )	16+29=( )	4+9( )7=6
7×2+7=( )	14+26=( )	7+5-6=( )
8+8-3=( )	11×4=( )	5+3-3=( )
6+3+2=( )	14+24=( )	7( )6-9=33
6+7( )8=21	19×2=( )	5+13-8=( )
18÷2+5=( )	28+12=( )	2×5+4=( )
5×7+2=( )	36÷3=( )	5+5+5=( )
9+7-5=( )	5×7=( )	5+7+8=( )
5+4-7=( )	3×13=( )	5+4-7=( )
4+6+2=( )	26-16=( )	24÷3+8=( )

$9(\quad)3-6=6$ $6\times5+3=(\quad)$ $4\times5=9+(\quad)$

$3+4=9(\quad)2$ $8+5-6=(\quad)$ $9(\quad)6+4=7$

$5\times4=4+(\quad)$ $7+8(\quad)2=13$ $3\times7=6+(\quad)$

$8+6=7+(\quad)$ $6\times5+8=(\quad)$ $7\times5=8+(\quad)$

$9(\quad)4=2+3$ $7\times5+3=(\quad)$ $8\div2=7(\quad)3$

$3(\quad)2=2+4$ $8+7-3=(\quad)$ $3(\quad)6=2\times9$

$4(\quad)7=21+7$ $9\div3+5=(\quad)$ $22-6=5+(\quad)$

$19-5=(\quad)-8$ $3\times8+4=(\quad)$ $8-3-2=(\quad)$

$6+7=4+(\quad)$ $8(\quad)8-7=57$ $6-5+8=(\quad)$

$5\times9=9+(\quad)$ $7+8-9=(\quad)$ $3(\quad)3=5+4$

$9\div3=7(\quad)4$ $6+8+9=(\quad)$ $7+9=(\quad)+6$

$7+8=3(\quad)5$ $6+8-6=(\quad)$ $3(\quad)7=24-3$

$5+6=(\quad)-6$ $28(\quad)7+5=9$ $5\times9=6+(\quad)$

$7\times3=6+(\quad)$ $16\div4+9=(\quad)$ $5+8=6+(\quad)$

$10\div2=2+(\quad)$ $5+9+8=(\quad)$ $4\times7=6+(\quad)$

$3+8=4+(\quad)$ $8\div2+4=(\quad)$ $7+12=4+(\quad)$

$4+9=5+(\quad)$ $4\times8+5=(\quad)$ $18\div3=2\times(\quad)$

$24\div3=2(\quad)6$ $7(\quad)2-5=4$ $6(\quad)6+8=44$

$54(\quad)6=3\times3$ $8\div2+9=(\quad)$ $15\times3=7+(\quad)$

$7(\quad)8=3\times5$ $7+8+9=(\quad)$ $16(\quad)7=3\times3$

5개 칸은 1부터 5까지, 7개 칸은 1부터 7까지 가로, 세로 중복되지 않게 순서에 상관없이 공란에 기입한다.

1				4
	1		5	
2			3	
		2		
		5		1

3		2		1
	3	5		
4			5	
	4			
			1	

2				4
			3	
1		2	5	
	1			5
	3			

	5			4	2	
3	7			6		2
5		7	3			4
	4			3	1	
2	6					1
4		6	2		5	
	3	1			7	5

7			3	6		4
2	7			1	4	
	2	5			6	1
				7		5
6		7	2		1	
3	1			2		7
	3		1	4		

Grid 1 (top-left)

3				4
		3	5	
		2		1
4	2		3	

Grid 2 (middle-left)

				2
3		4	2	
	4			
4				1
	5		1	

Grid 3 (bottom-left)

3		1		
	2		1	
2				
4			5	
		4		5

Grid 4 (top-right)

3		1	6		7	2
	3			2		
6		4		7		5
	6		7		1	3
7				1		
	4	7		3	6	
	7		1		2	4

Grid 5 (bottom-right)

5	3		1	4		
2		3			4	6
	2			3		
		7			1	3
1	6	2		7		
3	1		6		5	7
	1			6		4

해답은 다음 페이지에 있습니다.

해답

◀ 138페이지 해답

추리문제 해답

1	3	5	2	4
4	1	3	5	2
2	4	1	3	5
5	2	4	1	3
3	5	2	4	1

3	5	2	4	1
1	3	5	2	4
4	1	3	5	2
2	4	1	3	5
5	2	4	1	3

2	5	3	1	4
4	2	5	3	1
1	4	2	5	3
3	1	4	2	5
5	3	1	4	2

1	5	3	6	4	2	7
3	7	5	1	6	4	2
5	2	7	3	1	6	4
7	4	2	5	3	1	6
2	6	4	7	5	3	1
4	1	6	2	7	5	3
6	3	1	4	2	7	5

7	5	1	3	6	2	4
2	7	3	5	1	4	6
4	2	5	7	3	6	1
1	6	2	4	7	3	5
6	4	7	2	5	1	3
3	1	4	6	2	5	7
5	3	6	1	4	7	2

139페이지 해답 ▶

3	1	5	2	4
1	4	3	5	2
5	3	2	4	1
2	5	4	1	3
4	2	1	3	5

5	3	1	4	2
3	1	4	2	5
1	4	2	5	3
4	2	5	3	1
2	5	3	1	4

3	5	1	4	2
5	2	4	3	1
2	4	5	3	1
4	1	2	5	3
1	3	4	2	5

3	5	1	6	4	7	2
1	3	6	4	2	5	7
6	1	4	2	7	3	5
4	6	2	7	5	1	3
7	2	3	5	1	4	6
2	4	7	5	3	6	1
5	7	3	1	6	2	4

5	3	6	1	4	7	2
2	7	3	5	1	4	6
4	2	5	7	3	6	1
6	4	7	2	5	1	3
1	6	2	4	7	3	5
3	1	4	6	2	5	7
7	5	1	3	6	2	4

암기 문제 제시된 단어를 4분간 외운 다음 종이로 가리고 밑의 기록란에 순서와 관계없이 생각나는 대로 5분 이내에 적기 바랍니다.

> 육교 향수 주방 유교 죽창 투견 곤봉 대추 멧새 여동생
> 조무원 경품권 기독교 대주교 공구상 외명부 뱃사공 멧돼지
> 점성토 가석방 공과금 유치원 햇곡식 경찰관 퇴각군
> 경폭격기 가설극장

기록란

21 일(회)

 계산문제 적합한 숫자나 기호(+, -, ×, ÷)를 ( ) 안에 넣으시오.

3+5+7=( )   2 7 + 1 3 = ( )   4+8+8=( )

5-2+7=( )   1 2 × 3 = ( )   5×4-4=( )

9( )5-2=43   7 + 2 3 = ( )   7-2+3=( )

6÷2+7=( )   1 3 + 1 7 = ( )   9+3+5=( )

7-4+3=( )   2 7 ( ) 3 = 9   4( )8-6=26

24÷6+8=( )   1 8 + 1 6 = ( )   5+8+4=( )

5+3+3=( )   3 2 - 2 3 = ( )   4+7+2=( )

7×4+9=( )   2 8 - 2 3 = ( )   7+3+4=( )

9+4-4=( )   4 7 - 3 5 = ( )   3×3( )3=27

9-2+6=( )   9 ( ) 3 = 2 7   31-7-4=( )

8÷2+9=( )   2 7 + 1 9 = ( )   6+9-3=( )

5( )4-2=18   1 8 + 1 6 = ( )   3+7-6=( )

6+3+5=( )   1 4 × 2 = ( )   7+4-3=( )

4+2+7=( )   2 8 + 1 8 = ( )   4×2+5=( )

7+7( )8=22   1 4 × 3 = ( )   7+4-2=( )

6÷2+4=( )   2 4 ( ) 1 7 = 7   4+2+2=( )

5+3+2=( )   3 6 ÷ 4 = ( )   7-3( )6=10

9+5-5=( )   6 × 6 = ( )   - 2 + 4 = ( )

6+8-4=( )   5 × 9 = ( )   7+3-4=( )

5+9-2=( )   2 8 - 1 6 = ( )   4×6+3=( )

$5(\quad)7 = 2 \times 6$

$8 + 4 = 7 + (\quad)$

$3(\quad)8 = 17 + 7$

$7(\quad)8 = 3 \times 5$

$9 - 4 = 2 + (\quad)$

$6 + 2 = 2(\quad)4$

$4 \times 8 = 7 + (\quad)$

$22 - 5 = 9 + (\quad)$

$5 + 6 = (\quad) - 4$

$6 \times 4 = 6 + (\quad)$

$12 \div 3 = 2 + (\quad)$

$9(\quad)3 = 8 - 5$

$6 + 9 = 3(\quad)5$

$5 \times 3 = 7 + (\quad)$

$36 \div 6 = 4 + (\quad)$

$8 + 9 = (\quad) - 5$

$4 \times 7 = 6 + (\quad)$

$20 \div 5 = 2 + (\quad)$

$40 \div 8 = 9 - (\quad)$

$8(\quad)7 = 3 \times 5$

$8 + 8 + 9 = (\quad)$

$4 \times 8 + 6 = (\quad)$

$5 + 5(\quad)2 = 8$

$12 \div 4 + 9 = (\quad)$

$8 + 5 - 3 = (\quad)$

$16 \div 2 + 3 = (\quad)$

$6 + 6(\quad)9 = 21$

$4 \times 8 + 5 = (\quad)$

$6(\quad)3 - 9 = 9$

$17 - 5 - 2 = (\quad)$

$18 \div 3 + 9 = (\quad)$

$5 \times 4 + 2 = (\quad)$

$24(\quad)6 + 5 = 9$

$24 \div 6 + 3 = (\quad)$

$3 \times 7 + 8 = (\quad)$

$8 + 5 - 2 = (\quad)$

$3 \times 9 - 8 = (\quad)$

$3 + 12 - 3 = (\quad)$

$4 + 8(\quad)7 = 5$

$4 \times 8 - 2 = (\quad)$

$9 + 8 = 7 + (\quad)$

$7 - 2 = (\quad) - 3$

$3 \times 3 = 4 + (\quad)$

$5 \times 7 = 6 + (\quad)$

$21 \div 7 = 8 - (\quad)$

$4 \times 6 = (\quad) - 8$

$24(\quad)6 = 9 - 5$

$9(\quad)3 = 6 + 6$

$8(\quad)2 = 2 \times 3$

$3(\quad)5 = 7 + 8$

$5 + 9 = 2(\quad)7$

$3 + 6 = 15(\quad)6$

$4 \times 9 = 7 + (\quad)$

$8 + 8 = 2 \times (\quad)$

$5 \times 4 = 6 + (\quad)$

$42 - 7 = 8 + (\quad)$

$24 + (\quad) = 5 \times 6$

$5 \times (\quad) = 27 + 8$

$17 \times 3 = 6 + (\quad)$

$8(\quad)6 = 54 - 6$

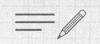

 5개 칸은 1부터 5까지, 7개 칸은 1부터 7까지 가로, 세로 중복되지 않게 순서에 상관없이 공란에 기입한다.

그리드 1

	4			5
			1	
3		2		
	3		2	
4			5	

그리드 2

	5			2
			2	
4		2		3
	4			
5			1	

그리드 3

2	4		5	
		3		
	3			2
5		4		
				4

그리드 4

2		3	7			4
4	1			7	3	
		1		3		2
3		4	1		2	
			4	2		1
1		2			7	
	2	6		1		7

그리드 5

6	4			1		7
		5	1			3
	2	7		6	1	
1	6		7			2
3		6		5	7	
	5					1
5		1		7		6

Puzzle 1

	1			4
			5	
			3	5
2		4		
			2	4

Puzzle 2

		5		1
2			1	
				2
			5	3
	1	4		

Puzzle 3

				3
3	1		2	
		1		2
			1	
4		5		

Puzzle 4

		2		3	1	
1	4		3	7		2
		3			2	
7		5	2			1
2	5				6	
	2		1		3	7
3		1		2		4

Puzzle 5

1		7	5		6	
				6		1
	4	1		3	7	
4		3			2	
6	1		3	7		2
	5			4		
7		6	4		5	3

해답은 다음 페이지에 있습니다.

◀ 144페이지 해답

 추리 문제

해답

표 1

2	4	1	3	5
5	2	4	1	3
3	5	2	4	1
1	3	5	2	4
4	1	3	5	2

3	5	1	4	2
1	3	4	2	5
4	1	2	5	3
2	4	5	3	1
5	2	3	1	4

2	4	1	5	3
4	1	3	2	5
1	3	5	4	2
5	2	4	3	1
3	5	2	1	4

2	6	3	7	5	1	4
4	1	5	2	7	3	6
7	4	1	5	3	6	2
3	7	4	1	6	2	5
6	3	7	4	2	5	1
1	5	2	6	4	7	3
5	2	6	3	1	4	7

6	4	2	5	1	3	7
2	7	5	1	4	6	3
4	2	7	3	6	1	5
1	6	4	7	3	5	2
3	1	6	2	5	7	4
7	5	3	6	2	4	1
5	3	1	4	7	2	6

145페이지 해답 ▶

3	1	5	2	4
1	4	3	5	2
4	2	1	3	5
2	5	4	1	3
5	3	2	4	1

4	2	5	3	1
2	5	3	1	4
5	3	1	4	2
1	4	2	5	3
3	1	4	2	5

1	4	2	5	3
3	1	4	2	5
5	3	1	4	2
2	5	3	1	4
4	2	5	3	1

4	7	2	6	3	1	5
1	4	6	3	7	5	2
5	1	3	7	4	2	6
7	3	5	2	6	4	1
2	5	7	4	1	6	3
6	2	4	1	5	3	7
3	6	1	5	2	7	4

1	3	7	5	2	6	4
5	7	4	2	6	3	1
2	4	1	6	3	7	5
4	6	3	1	5	2	7
6	1	5	3	7	4	2
3	5	2	7	4	1	6
7	2	6	4	1	5	3

암기 문제 제시된 단어를 4분간 외운 다음 종이로 가리고 밑의 기록란에 순서와 관계없이 생각나는 대로 5분 이내에 적기 바랍니다.

> 열쇠 염소 주부 허들 염전 쟁기 죽순 투구 가수 여드름
> 점쟁이 유격수 골담초 기능사 버들치 며느리 대중탕
> 경춘선 허스키 가솔린 죽부인 김제시 수양딸 중매인
> 씀바귀 기상특보 공공요금

기록란

계산 문제 적합한 숫자나 기호(+, -, ×, ÷)를 ( ) 안에 넣으시오.

6+3-2=( )	27+15=( )	6+5+8=( )
9-3( )6=12	29-14=( )	7×4-4=( )
8+5+4=( )	18+23=( )	9( )3+3=6
6( )2+3=6	27+17=( )	5+8-5=( )
7-2+3=( )	24÷6=( )	7+5-3=( )
24÷3+3=( )	15+16=( )	9+4+3=( )
7+4+9=( )	30-23=( )	6+7+2=( )
5×4+8=( )	38-22=( )	7+8+4=( )
9+7-8=( )	32-18=( )	2×3+2=( )
8-4+2=( )	28+3=( )	3+7-2=( )
8÷2+8=( )	21+19=( )	6+9( )7=8
6( )4×2=48	8+7-6=( )	8+5-6=( )
5+2-5=( )	3×9=( )	3+2+9=( )
8+6-4=( )	28+18=( )	7×2+8=( )
6+4+8=( )	5×7=( )	8+3-8=( )
12÷2+8=( )	38-27=( )	3( )2+9=15
4×3-2=( )	49÷7=( )	7-3( )9=13
4+5-5=( )	3×12=( )	9-4+8=( )
5+13-7=( )	16×3=( )	4+9-2=( )
4×3+12=( )	37-26=( )	18÷6+3=( )

9(   )6=3×5   3+8(   )5=6   3+5=14-(   )

7+(   )=6+8   6-9+6=(   )   7-6+4=(   )

6×(   )=29+7   2(   )5-2=5   3+7=4+(   )

9+6=3(   )5   18÷2+6=(   )   5+7=(   )-5

8(   )2=4+2   17-8+3=(   )   18(   )2=3×3

7(   )2=3×3   36÷4-3=(   )   3×6=2(   )9

6×8=5+(   )   6(   )6+9=45   22-6=(   )+8

9-5=(   )-3   7×7+4=(   )   8-2=9-(   )

3+6=3(   )3   6+9+8=(   )   6+8=(   )+7

7×4=8+(   )   7+8-3=(   )   6+3-5=(   )

9÷3=7-(   )   16÷4+7=(   )   9(   )3=7-4

4(   )9=27+9   9×4-7=(   )   4+7=5(   )6

9(   )6=3×5   42(   )6-5=2   12(   )4=2×4

5×2=(   )-7   4×6+4=(   )   4+8-4=(   )

18÷2=(   )+5   3+8+7=(   )   4(   )4=9+7

9(   )3=7-4   20÷2-7=(   )   6+7=9(   )4

6+12=3(   )6   4×8+6=(   )   46+7=6+(   )

24÷3=2+(   )   3+11(   )5=9   6×6=8+(   )

72÷8=3(   )3   7+8-4=(   )   6(   )3=9+9

4+8=6+(   )   15÷5+6=(   )   16(   )2=2×4

추리 문제

5개 칸은 1부터 5까지, 7개 칸은 1부터 7까지 가로, 세로 중복되지 않게 순서에 상관없이 공란에 기입한다.

퍼즐 1

	1			5
1			5	
	3			
		3		4
4	2			

퍼즐 2

	3		4	2
		3		
4			3	
1		2		
				5

퍼즐 3

	5		4	
			1	4
1				
	1	2		3
2				

퍼즐 4

3	1		6			7
	5	1		6	2	
5		6		4		2
1				3		
	2		7	3		1
6	4				1	3
2			5		4	

퍼즐 5

7	5		1		6	
2		5		6		4
	2			1	3	
		2			5	1
1	6			5		3
3		6	4		2	
	3				4	7

2		1		
	2			1
3				4
	3		4	
				5

5		3	6		4	
	4	7		5		
7	2		1		6	4
4		2		7		1
			4			
	5	1			2	7
6	1		7		5	

		4		5
			4	
1				3
	2		3	
2			1	

2	5		4		3	
	7	3		1		2
		5			7	
1			3			6
5		4		2	6	
	6	2			4	
7	3		2	4		5

	2			1
1		2		
		4		
5			4	
	5	3		

해답은 다음 페이지에 있습니다.

151

해답

3	1	4	2	5
1	4	2	5	3
5	3	1	4	2
2	5	3	1	4
4	2	5	3	1

5	3	1	4	2
2	5	3	1	4
4	2	5	3	1
1	4	2	5	3
3	1	4	2	5

3	5	1	4	2
5	2	3	1	4
1	3	4	2	5
4	1	2	5	3
2	4	5	3	1

◀ 150페이지 해답

3	1	4	6	2	5	7
7	5	1	3	6	2	4
5	3	6	1	4	7	2
1	6	2	4	7	3	5
4	2	5	7	3	6	1
6	4	7	2	5	1	3
2	7	3	5	1	4	6

7	5	3	1	4	6	2
2	7	5	3	6	1	4
4	2	7	5	1	3	6
6	4	2	7	3	5	1
1	6	4	2	5	7	3
3	1	6	4	7	2	5
5	3	1	6	2	4	7

151페이지 해답 ▶

2	4	1	5	3
5	2	4	3	1
3	5	2	1	4
1	3	5	4	2
4	1	3	2	5

3	1	4	2	5
5	3	1	4	2
1	4	2	5	3
4	2	5	3	1
2	5	3	1	4

4	2	5	3	1
1	4	2	5	3
3	1	4	2	5
5	3	1	4	2
2	5	3	1	4

5	7	3	6	1	4	2
2	4	7	3	5	1	6
7	2	5	1	3	6	4
4	6	2	5	7	3	1
1	3	6	2	4	7	5
3	5	1	4	6	2	7
6	1	4	7	2	5	3

2	5	1	4	6	3	7
4	7	3	6	1	5	2
6	2	5	1	3	7	4
1	4	7	3	5	2	6
5	1	4	7	2	6	3
3	6	2	5	7	4	1
7	3	6	2	4	1	5

암기 문제 제시된 단어를 4분간 외운 다음 종이로 가리고 밑의 기록란에 순서와 관계없이 생각나는 대로 5분 이내에 적기 바랍니다.

이마 주택 윙크 허리 유언 신동 가슴 공구 멸치 아버지
외래종 공교육 접시꽃 대출금 임연수 기동대 면세점
대청댐 경포대 조명등 헌짚신 가스등 유원지 퇴적암
재판관 헛개나무 기름종이

기록란

적합한 숫자나 기호(+, -, ×, ÷)를 (   ) 안에 넣으시오.

6+2-3=(   )　　　19+25=(   )　　　4+7+8=(   )

8+3+6=(   )　　　38-24=(   )　　　5×6+4=(   )

4×12=(   )　　　15+27=(   )　　　7-6+2=(   )

27(   )3+4=13　　　25+12=(   )　　　9+5-5=(   )

7-6+3=(   )　　　42÷6=(   )　　　4+4-6=(   )

24÷3+9=(   )　　　16+16=(   )　　　5+3+7=(   )

4+8+9=(   )　　　33-21=(   )　　　7+2+8=(   )

7×6+4=(   )　　　17(   )2=34　　　8+4+4=(   )

3(   )9+8=35　　　22-18=(   )　　　3+1+3=(   )

4+8-3=(   )　　　14+25=(   )　　　6+7-8=(   )

4×4+6=(   )　　　35(   )29=6　　　7+2-7=(   )

5×8-2=(   )　　　38-36=(   )　　　9-5(   )3=7

7+8-2=(   )　　　2×18=(   )　　　7+2-3=(   )

8+6(   )7=21　　　4+8-4=(   )　　　4×2+5=(   )

3+7+8=(   )　　　8×4=(   )　　　5+9-4=(   )

6÷2+4=(   )　　　22-17=(   )　　　4×2(   )4=4

5×8+2=(   )　　　36÷4=(   )　　　9-7(   )5=7

4+8-5=(   )　　　5×6=(   )　　　3+6+8=(   )

6+4-7=(   )　　　8×3=(   )　　　6+9+7=(   )

5+7+2=(   )　　　24+16=(   )　　　4÷2+6=(   )

$3(\quad)9=19+8$

$5(\quad)4=3\times3$

$9\times3=8+(\quad)$

$4(\quad)5=2+7$

$5+9=2(\quad)7$

$3+6=3(\quad)3$

$5\times8=(\quad)+9$

$17-5=3\times(\quad)$

$6(\quad)7=35+7$

$6\times6=(\quad)+8$

$12\div3=8-(\quad)$

$48(\quad)8=2\times3$

$6+9=5\times(\quad)$

$2(\quad)3=9-3$

$12\div3=2+(\quad)$

$48+9=(\quad)+8$

$7+12=4+(\quad)$

$16\div4=2+(\quad)$

$32\div4=2(\quad)4$

$8+7=(\quad)\times3$

$6+8(\quad)5=9$

$8-5(\quad)6=9$

$7+5-5=(\quad)$

$6\div2+9=(\quad)$

$8(\quad)6+3=51$

$6\times6+3=(\quad)$

$6+6+5=(\quad)$

$3\times8+5=(\quad)$

$2+9+7=(\quad)$

$11-4-3=(\quad)$

$16(\quad)4+4=8$

$7\times4-4=(\quad)$

$5+8-3=(\quad)$

$5+6+9=(\quad)$

$5(\quad)7+8=20$

$6\div2+7=(\quad)$

$5\times8-6=(\quad)$

$4+12-2=(\quad)$

$4+8-3=(\quad)$

$2(\quad)6\times2=24$

$9+3=2\times(\quad)$

$6+4=2(\quad)5$

$8+7=3\times(\quad)$

$7+7=(\quad)\times2$

$8(\quad)2=2+2$

$3(\quad)3=18\div2$

$9-3=2\times(\quad)$

$8-3=2+(\quad)$

$6+8=2(\quad)7$

$7-5=5-(\quad)$

$9+9=2(\quad)9$

$6(\quad)7=4+9$

$2\times8=7+(\quad)$

$3+8=4+(\quad)$

$4\times6=(\quad)+5$

$4+7=6+(\quad)$

$24(\quad)3=4+4$

$5\times8=(\quad)+8$

$2\times3=4+(\quad)$

$5(\quad)4=3\times3$

추리 문제

5개 칸은 1부터 5까지, 7개 칸은 1부터 7까지 가로, 세로 중복되지 않게 순서에 상관없이 공란에 기입한다.

	4			5
		3	2	
	3		2	
				1
5		4		

	6	1			7	2
	3			2		6
3		7	2		6	
	7		4			
7		4		1		5
	4		1		5	7
6	1		5		2	

3		5		
	3	2		1
	5		1	
4				
			5	

6		4		7	3	
	6			5		3
7		5	3		4	
	4			3		1
5		3		6		
	5		6		7	2
1		6		2		7

				4
3			4	
	2			3
			3	5
	1	3		

3			4	
	2		1	
		4		5
	1			3
	4			

1	4		6		7	5
	1	6		7		
7		1		2		4
	6		1			
		7		1		3
4		5	2		3	
2			7	4		6

2				
		5		1
1				3
	3		4	
3		4		

3		4		2		1
7	3		4		2	
	1					3
1			5	7		6
	2			5		
2		3	6		4	7
	7	5		3		6

5				3
	5			
1		5	2	
				2
	4		3	

해답은 다음 페이지에 있습니다.

◀ 156페이지 해답

2	4	1	3	5
4	1	3	5	2
1	3	5	2	4
3	5	2	4	1
5	2	4	1	3

3	1	5	2	4
5	3	2	4	1
2	5	4	1	3
4	2	1	3	5
1	4	3	5	2

1	3	5	2	4
3	5	2	4	1
5	2	4	1	3
2	4	1	3	5
4	1	3	5	2

4	6	1	3	5	7	2
1	3	5	7	2	4	6
3	5	7	2	4	6	1
5	7	2	4	6	1	3
7	2	4	6	1	3	5
2	4	6	1	3	5	7
6	1	3	5	7	2	4

6	1	4	2	7	3	5
4	6	2	7	5	1	3
7	2	5	3	1	4	6
2	4	7	5	3	6	1
5	7	3	1	6	2	4
3	5	1	6	4	7	2
1	3	6	4	2	5	7

157페이지 해답 ▶

3	5	1	4	2
5	2	3	1	4
1	3	4	2	5
4	1	2	5	3
2	4	5	3	1

2	5	3	1	4
4	2	5	3	1
1	4	2	5	3
5	3	1	4	2
3	1	4	2	5

5	2	4	1	3
2	5	3	4	1
1	3	5	2	4
4	1	3	5	2
2	4	1	3	5

1	4	2	6	3	7	5
5	1	6	3	7	4	2
7	3	1	5	2	6	4
3	6	4	1	5	2	7
6	2	7	4	1	5	3
4	7	5	2	6	3	1
2	5	3	7	4	1	6

3	6	4	7	2	5	1
7	3	1	4	6	2	5
5	1	6	2	4	7	3
1	4	2	5	7	3	6
6	2	7	3	5	1	4
2	5	3	6	1	4	7
4	7	5	1	3	6	2

제시된 단어를 4분간 외운 다음 종이로 가리고 밑의 기록란에 순서와 관계없이 생각나는 대로 5분 이내에 적기 바랍니다.

이모 헌병 주판 윗니 경주 공군 기린 대포 명태 엿기름
접착제 유치권 정읍시 공권력 대통령 명주옷 이민국
뻐꾸기 면허증 기러기 헛소문 김부각 퇴직자 재봉틀
저고리 영광굴비 금오신화

기록란

적합한 숫자나 기호(+, -, ×, ÷)를 ( ) 안에 넣으시오.

5+3-2=( )　　15+23=( )　　5+4+8=( )

7-3+7=( )　　23-14=( )　　9×3-4=( )

8+5-4=( )　　27+13=( )　　9-6+2=( )

18÷2+9=( )　　26+15=( )　　4+8-5=( )

7-6+7=( )　　36( )6=6　　3+9-6=( )

8÷4+8=( )　　15( )26=41　　5+4+7=( )

7+8+9=( )　　31-13=( )　　4+7( )8=19

5×4+4=( )　　38-32=( )　　7+6+4=( )

7+4+8=( )　　32-28=( )　　3×2+7=( )

9-4-3=( )　　13+25=( )　　13-2-8=( )

28( )4+6=13　　8( )4=32　　6+9-7=( )

4×4+2=( )　　27+17=( )　　9-5+6=( )

3+8-3=( )　　4×7=( )　　7( )2-9=5

15+2+7=( )　　32-14=( )　　4×2+5=( )

5+7( )8=4　　3×9=( )　　7+9-6=( )

18÷2-5=( )　　25+12=( )　　4×2+8=( )

5×7-9=( )　　42÷6=( )　　8( )3+4=9

7+4-5=( )　　4×6=( )　　4+2+8=( )

6+4-7=( )　　2×19=( )　　4+7+5=( )

6( )6+2=38　　38-26=( )　　12÷4( )3=9

$6(\quad)4=3×8$

$5+4=(\quad)×3$

$3×8=7+(\quad)$

$6(\quad)6=2×6$

$9-4=(\quad)-3$

$7+6=5+(\quad)$

$8(\quad)7=51+5$

$13-3=(\quad)+4$

$5×6=6+(\quad)$

$28(\quad)4=3+4$

$24÷3=2(\quad)4$

$4+8=2×(\quad)$

$6(\quad)9=3×5$

$5×3=7+(\quad)$

$27(\quad)3=3×3$

$8+9=(\quad)+6$

$4+9=(\quad)-5$

$48(\quad)6=2×4$

$36(\quad)4=2+7$

$8+9=7+(\quad)$

$5+7-4=(\quad)$

$7-4+6=(\quad)$

$6(\quad)5-2=9$

$6÷3+6=(\quad)$

$7-6+8=(\quad)$

$16÷4+7=(\quad)$

$5+8+9=(\quad)$

$3(\quad)4-4=8$

$8+9+9=(\quad)$

$9-4-2=(\quad)$

$24÷6+5=(\quad)$

$6(\quad)2+5=8$

$6+8-3=(\quad)$

$2+6+6=(\quad)$

$9(\quad)7+4=6$

$12÷4+6=(\quad)$

$5×9-8=(\quad)$

$5(\quad)2-5=2$

$4+8(\quad)7=5$

$9+5-2=(\quad)$

$3+5=4+(\quad)$

$8(\quad)7=3×5$

$3+7=(\quad)+5$

$4+7=5+(\quad)$

$16÷2=2×(\quad)$

$3×6=(\quad)×9$

$17(\quad)8=3+6$

$8-3=2+(\quad)$

$5+8=(\quad)+6$

$5+3=4+(\quad)$

$5+9=2×(\quad)$

$4(\quad)6=3×8$

$5×7=9+(\quad)$

$5+4=3(\quad)3$

$5×6=9+(\quad)$

$6+7=(\quad)+5$

$24(\quad)3=2×4$

$6×6=(\quad)+9$

$6×5=7+(\quad)$

$8(\quad)4=2+2$

추리문제 5개 칸은 1부터 5까지, 7개 칸은 1부터 7까지 가로, 세로 중복되지 않게 순서에 상관없이 공란에 기입한다.

Grid 1 (5×5)

	1		2	5
		1		
2			1	
4		5		
				3

Grid 2 (5×5)

	2		1	
			4	1
5				
	4	2		5
3				

Grid 3 (5×5)

3		1		
	3			5
				4
	4	5		
4				3

Grid 4 (7×7)

5		7	4			1
	4	2		1		
2			1	3		5
4		6				7
	3	1		7	4	
	5		7	2		4
3		5			1	

Grid 5 (7×7)

	2		6			5
5	7				6	3
3		7	2		4	
	3					6
4		1			5	2
	4	6		5	3	
6			5	2		4

Grid 1

	4			5
	1		5	
1			2	
	2			
3		2		

Grid 2

1		5		
	5			1
		4		
2			3	
		3		2

Grid 3

	1			5
				3
	2		3	
2				4
5		1		

Grid 4

	5			1		
7		1	4		2	5
4	7			3		2
		7		5	1	
	4				3	6
5	1		2			3
3		4		2	5	

Grid 5

	1		2		5	3
7	4			3	1	
		4		5		
6		1				5
3	7		1		4	2
	3			4	2	
	2		3	1		4

해답은 다음 페이지에 있습니다.

해답

3	1	4	2	5
5	3	1	4	2
2	5	3	1	4
4	2	5	3	1
1	4	2	5	3

4	2	5	1	3
2	5	3	4	1
5	3	1	2	4
1	4	2	3	5
3	1	4	5	2

3	5	1	4	2
1	3	4	2	5
5	2	3	1	4
2	4	5	3	1
4	1	2	5	3

◀ 162페이지 해답

5	2	7	4	6	3	1
7	4	2	6	1	5	3
2	6	4	1	3	7	5
4	1	6	3	5	2	7
6	3	1	5	7	4	2
1	5	3	7	2	6	4
3	7	5	2	4	1	6

7	2	4	6	3	1	5
5	7	2	4	1	6	3
3	5	7	2	6	4	1
1	3	5	7	4	2	6
4	6	1	3	7	5	2
2	4	6	1	5	3	7
6	1	3	5	2	7	4

163페이지 해답 ▶

2	4	1	3	5
4	1	3	5	2
1	3	5	2	4
5	2	4	1	3
3	5	2	4	1

1	3	5	2	4
3	5	2	4	1
5	2	4	1	3
2	4	1	3	5
4	1	3	5	2

3	1	4	2	5
1	4	2	5	3
4	2	5	3	1
2	5	3	1	4
5	3	1	4	2

2	5	3	6	1	4	7
7	3	1	4	6	2	5
4	7	5	1	3	6	2
6	2	7	3	5	1	4
1	4	2	5	7	3	6
5	1	6	2	4	7	3
3	6	4	7	2	5	1

4	1	6	2	7	5	3
7	4	2	5	3	1	6
2	6	4	7	5	3	1
6	3	1	4	2	7	5
3	7	5	1	6	4	2
1	5	3	6	4	2	7
5	2	7	3	1	6	4

암기 문제 제시된 단어를 4분간 외운 다음 종이로 가리고 밑의 기록란에 순서와 관계없이 생각나는 대로 5분 이내에 적기 바랍니다.

유채 헛간 이방 중국 점심 곤충 번개 버섯 사과 아프간
젓나무 투사법 경질유 모기향 번데기 뽕나무 대팻밥
기상청 우체국 명콤비 공깃돌 주기율 주파수 헝가리
위화도 더덕구이 가시광선

기록란

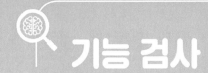

기능 검사

☑ 숫자 읽기

아래 숫자를 숫자(⑩ 4-사, 9-구, 3-삼, 6-육과 같이)로 끝까지 소리 내어 읽고 걸린 시간을 기록한다. [　　분　　초]

```
3 8 9 8 4 3 8 8 3 9 5 8 4 4 8 9 6 4 8 3 6
4 5 8 6 5 9 7 4 7 9 6 5 9 5 4 7 9 3 4 8 6
9 6 9 8 6 4 8 4 3 7 8 9 7 8 3 7 5 4 8 6 7
5 4 8 6 3 7 6 8 9 5 7 5 8 9 6 4 9 8 4 6 3
5 9 8 7 4 6 8 3 5 7 9 6 5 7 4 9 6 8 4 8 4
9 3 8 8 3 9 8 7 8 6 9 5 4 4 8 6 3 9 6 9 3
5 6 7 4 6 8 3 5 6 9 8 6 4 7 9 6 5 7 6 8 3
7 9 7 9 5 3 8 9 5 6 3 9 6 3 7 5 3 5 8 7 4
8 7 3 8 7 5 4 3 9 6 7 7 6 5 3 7 8 6 4 9 5
4 7 6 8 9 5 6 4 9 8 5 4 6 3 8 3 5 6 8 3 7
6 3 8 8 5 5 7 6 8 3 8 5 9 3 7 9 4 8 7 3 5
8 8 3 7 5 4 8 3 7 8 7 4 3 7 3 5 7 5 8 3 9
6 9 8 7 9 3 5 4 9 4 5 8 3 5 3 7 3 5 6 9 4
3 6 7 8 4 6 4 3 7 9 6 5 8 7 9 3 7 5 8 4 6
```

☑ 색채 읽기

위 숫자를 숫자로 읽지 않고 색채(⑩ 5-빨강, 6-파랑, 4-노랑, 7-빨강, 8-검정, 6-초록, 4-보라와 같이)로 소리 내어 읽는다. [　　분　　초]

166

☑ 숫자 계산

숫자를 더해서 십 자리는 제하고 한 자릿수만 적는다. 예를 들어 9와 6을 더하면 15이지만 10은 제하고 5만, 6과 8을 더하면 14이지만 4만, 8과 3은 1을, 3과 7은 0을 숫자와 숫자 사이에 적는다(7. **책의 사용 방법 설명 참조**). 끝까지 한 다음 걸린 시간을 기록한다.   [분   초]

```
3 6 9 7 6 5 7 8 4 5 8 3 6 7 5 6 9 3 6 5 9 7 6
5 3 6 9 5 4 5 5 8 4 3 8 4 8 7 3 6 9 5 7 9 3 9
4 6 8 7 8 9 4 6 8 3 7 9 4 7 8 4 7 3 5 9 3 6 8
4 8 7 5 8 9 4 8 6 3 3 7 6 4 9 8 9 4 6 8 7 3 9
7 6 5 8 9 4 6 8 3 4 7 8 3 3 9 8 7 5 3 6 5 7 8
7 3 6 9 7 3 6 5 7 8 4 3 8 6 7 9 3 5 7 6 6 3 8
7 5 5 9 4 6 8 4 9 8 5 7 7 8 5 6 4 4 9 6 7 4 8
4 6 9 3 5 6 4 5 8 4 5 4 7 9 8 4 9 6 3 7 3 9 6
8 5 4 7 9 3 3 4 5 8 5 8 5 4 7 8 3 6 5 4 6 7 6
9 3 5 8 7 6 8 3 4 8 6 9 4 6 7 8 3 6 9 7 6 3 9
6 8 9 9 5 3 4 7 6 9 7 9 5 7 8 4 7 6 3 9 8 4 9
7 6 3 8 5 4 6 7 9 5 8 4 7 8 5 3 9 5 7 5 8 6 4
7 9 4 6 5 7 8 6 3 8 3 5 6 8 3 7 6 3 8 8 5 5 7
6 8 3 8 5 9 3 7 9 4 8 7 3 5 8 6 7 9 4 7 8 6 5
3 7 8 6 3 8 4 7 6 9 7 3 5 6 8 3 5 9 3 5 4 7 5
8 9 4 8 6 6 8 3 7 5 3 8 4 5 8 6 5 7 9 5 6 9 4
6 9 4 5 3 4 7 8 3 7 8 7 5 8 3 3 5 4 3 6 7 3 8
5 6 6 5 8 7 9 5 9 4 7 8 9 5 3 7 4 4 9 6 8 3 5
```

계산 문제 적합한 숫자나 기호(+, -, ×, ÷)를 ( ) 안에 넣으시오.

9 + 4 - 5 = ( )　　　12 + 23 = ( )　　　5 - 2 + 8 = ( )

4 - 3 + 6 = ( )　　　22 - 14 = ( )　　　3 × 3 - 4 = ( )

3 + 4 - 2 = ( )　　　17 + 32 = ( )　　　8 - 5 + 3 = ( )

16( )4 + 3 = 7　　　3 ( )7 = 21　　　4 + 8 - 5 = ( )

18 - 6 + 5 = ( )　　　15 ÷ 3 = ( )　　　5 + 7 - 6 = ( )

24 ÷ 3 + 8 = ( )　　　13 + 32 = ( )　　　7 + 7 + 7 = ( )

6 + 6 + 3 = ( )　　　13 + 23 = ( )　　　4 + 5 + 8 = ( )

8 × 4 - 4 = ( )　　　24 ( )6 = 4　　　3 + 4 + 4 = ( )

3 + 9 + 4 = ( )　　　34 - 18 = ( )　　　9( )3 - 3 = 24

9 - 4 - 1 = ( )　　　23 - 15 = ( )　　　36 - 4 - 8 = ( )

28 ÷ 4 + 2 = ( )　　　25 + 19 = ( )　　　8 + 9 - 2 = ( )

5( )4 × 2 = 40　　　6 + 26 = ( )　　　24( )4 - 2 = 4

7 + 8 - 3 = ( )　　　3 × 8 = ( )　　　3 + 8( )9 = 2

7 + 6 - 7 = ( )　　　38 - 24 = ( )　　　7 × 2 + 2 = ( )

4 + 7( )8 = 19　　　12 × 4 = ( )　　　4 + 9 - 4 = ( )

8 ÷ 4 + 2 = ( )　　　32 ( )27 = 5　　　9 × 2 + 7 = ( )

4 × 2 - 5 = ( )　　　30 ÷ 6 = ( )　　　8 - 7 + 7 = ( )

9 + 1 - 5 = ( )　　　5 × 9 = ( )　　　6 - 5 + 8 = ( )

5 + 8 - 4 = ( )　　　11 × 3 = ( )　　　13 + 5 - 7 = ( )

4 × 3 + 7 = ( )　　　22 + 16 = ( )　　　21 ÷ 3 + 3 = ( )

8+6=2(   )7   9+8-7=(   )   2+5=4+(   )

9+4=6+(   )   8-4+8=(   )   7-4=9-(   )

7×8=5+(   )   7+9-5=(   )   2+7=(   )×3

9+6=3×(   )   16÷4+6=(   )   5×7=6+(   )

6(   )4=3×8   8-4+9=(   )   18÷2=3(   )3

9(   )6=3×5   16÷4(   )3=7   3(   )3=4+5

4×8=6+(   )   7+8+9=(   )   9+6=2+(   )

15-3=(   )×4   7×8-8=(   )   8-2=3+(   )

7+7=2×(   )   9+9(   )8=26   7+8=(   )×5

4×6=3×(   )   8+7-6=(   )   5+3=2(   )4

24÷3=2+(   )   16÷4+5=(   )   8(   )3=7+4

4(   )9=27+9   7×4-9=(   )   5+7=2×(   )

7+9=(   )×8   5(   )8-5=35   7×3=6+(   )

7×2=8+(   )   8+8+9=(   )   5+8=(   )-3

12(   )3=4×9   5+9+8=(   )   8×4=(   )+7

8+9=(   )+5   16(   )2-2=6   8+12=4(   )5

5+9=(   )-6   6×7+2=(   )   30(   )5=4+2

24+8=6+(   )   2+12-6=(   )   3×6=5+(   )

24÷6=2+(   )   5+8(   )7=6   4×9=(   )+9

9(   )6=3×5   8-6+7=(   )   5+4=3×(   )

추리 문제 5개 칸은 1부터 5까지, 7개 칸은 1부터 7까지 가로, 세로 중복되지 않게 순서에 상관없이 공란에 기입한다.

	5			
		1		2
3	1			
		4	2	
4			3	

4			5	3
			1	
5				2
		1		5
		4		

		5		4
	3			
1		3		
	2		3	5
2				

6		7	2			3
3			6		5	7
	3	6		4		
1			4		3	5
4		5			6	
	7		5	1		6
7		1			2	

	5		7		6	3
3	7		2		1	
5		6		1		7
			6		5	
	6		1	5		4
6		7			4	
4	1			7	2	

그림 1

	4		5	
4		5		
			1	
	3			2
3			2	

그림 2

	2	4		
				5
	1		5	
		5		4
3				1

그림 3

3			4	
	3			5
	1			
		5		1
5	2			

그림 4

	5		6		7	4
6		4			3	
2	4		5	1		3
		3			2	
7		5		6		1
	6		7		1	
1		6		7		2

그림 5

	1	3		4	7	
2	5					6
6		4		5	1	
	6					7
1		6	2		3	
4	7		5	3		
	3	5		6		4

해답은 다음 페이지에 있습니다.

◀ 170페이지 해답

2	5	3	1	4
5	3	1	4	2
3	1	4	2	5
1	4	2	5	3
4	2	5	3	1

4	2	5	3	1
2	5	3	1	4
5	3	1	4	2
3	1	4	2	5
1	4	2	5	3

3	1	5	2	4
5	3	2	4	1
1	4	3	5	2
4	2	1	3	5
2	5	4	1	3

6	4	7	2	5	1	3
3	1	4	6	2	5	7
5	3	6	1	4	7	2
1	6	2	4	7	3	5
4	2	5	7	3	6	1
2	7	3	5	1	4	6
7	5	1	3	6	2	4

1	5	2	7	4	6	3
3	7	4	2	6	1	5
5	2	6	4	1	3	7
7	4	1	6	3	5	2
2	6	3	1	5	7	4
6	3	7	5	2	4	1
4	1	5	3	7	2	6

171페이지 해답 ▶

1	4	2	5	3
4	2	5	3	1
2	5	3	1	4
5	3	1	4	2
3	1	4	2	5

5	2	4	1	3
2	4	1	3	5
4	1	3	5	2
1	3	5	2	4
3	5	2	4	1

3	5	1	4	2
1	3	4	2	5
4	1	2	5	3
2	4	5	3	1
5	2	3	1	4

3	5	1	6	2	7	4
6	1	4	2	5	3	7
2	4	7	5	1	6	3
5	7	3	1	4	2	6
7	2	5	3	6	4	1
4	6	2	7	3	1	5
1	3	6	4	7	5	2

5	1	3	6	4	7	2
2	5	7	3	1	4	6
6	2	4	7	5	1	3
3	6	1	4	2	5	7
1	4	6	2	7	3	5
4	7	2	5	3	6	1
7	3	5	1	6	2	4

암기 문제

제시된 단어를 4분간 외운 다음 종이로 가리고 밑의 기록란에 순서와 관계없이 생각나는 대로 5분 이내에 적기 바랍니다.

> 처녀 처마 타짜 흉상 강둑 구두 부자 단비 부모 야생마
> 일모작 청양군 뱀장어 렌터카 단두대 부동산 박격포
> 석간수 휴게소 거머리 처갓집 구공탄 팔각정 포경선
> 강도범 자작나무 내진가옥

기록란

계산문제 적합한 숫자나 기호(+, -, ×, ÷)를 ( ) 안에 넣으시오.

3+5-5=( )	16+11=( )	7+7+8=( )
8-3+6=( )	28-14=( )	4×3+7=( )
7+5-4=( )	15+23=( )	8-4+3=( )
28( )4+2=9	13+24=( )	9+8-5=( )
7-6+7=( )	42÷6=( )	7+4-6=( )
24÷8+3=( )	18+16=( )	4+5+7=( )
9( )3+7=10	16( )4=4	5+6+8=( )
5×7+4=( )	29( )12=41	6+7+4=( )
3+9+8=( )	5+18=( )	8×2( )8=8
9-4-3=( )	25+7=( )	7-2+8=( )
16÷2+6=( )	19+19=( )	5+7-7=( )
6×4-2=( )	27-16=( )	3+5( )6=2
4+8-3=( )	4+18=( )	4+8-3=( )
8+6( )7=21	38-14=( )	5×2+5=( )
7+4+8=( )	4×4=( )	7+9-4=( )
8÷2-2=( )	25-17=( )	8×2+8=( )
3×8-7=( )	24÷4=( )	9( )7-9=7
8+7-5=( )	8×5=( )	2+6+8=( )
3+4-7=( )	2×13=( )	9+4-7=( )
8×5-2=( )	37-26=( )	8×3+3=( )

7( )7 = 2 × 7   4 + 4 - 2 = ( )   9( )5 = 2 × 7

5 + 4 = 3( )3   6 + 7 - 6 = ( )   9 - 6 = ( )- 4

9 × 8 = 8 + ( )   5 + 5( )2 = 8   7( )3 = 1 + 3

6( )6 = 28 + 8   6 ÷ 2 + 8 = ( )   7( )5 = 6 + 6

6 + 3 = 3 × ( )   7 - 6 + 9 = ( )   8 ÷ ( )= 2 + 2

4 × 2 = 4( )4   12 ÷ 4 + 9 = ( )   3 × 3 = 4 + ( )

6 × 8 = 5 + ( )   5 + 7 + 8 = ( )   8 - ( )= 2 + 3

9 - 5 = ( )- 7   3 × 4 + 2 = ( )   9( )3 = 24 + 3

6 + 7 = ( )+ 5   4( )9 + 8 = 44   7 - 5 = ( )- 3

( )× 6 = 3 × 8   9 - 6 + 9 = ( )   4 + 3 = ( )- 6

18 ÷ 3 = 2 × ( )   16 ÷ 4 + 5 = ( )   9 + 9 = 2 × ( )

3 + 9 = 6 + ( )   4 × 7 - 8 = ( )   ( )+ 4 = 3 × 3

4 + 9 = 5 + ( )   5 + 8 - 3 = ( )   3 × 12 = 4 + ( )

6 × 2 = 3( )4   4 + 6 + 8 = ( )   5 + 8 = ( )- 7

18( )3 = 3 × 2   4 + 7( )8 = 19   4 × 4 = 2( )8

8 + 9 = ( )+ 6   6( )2 + 2 = 5   12 - ( )= 5 + 3

2 × 12 = 8 + ( )   4 × 6 - 6 = ( )   18 ÷ ( )= 3 + 3

24( )3 = 3 + 5   8 + 12 - 3 = ( )   4 × 6 = ( )+ 6

45 ÷ 5 = 3( )3   5 + 8 - 2 = ( )   4 × 9 = 5 + ( )

8 + 8 = 2 × ( )   4 + 6 + 9 = ( )   5( )8 = 47 - 7

5개 칸은 1부터 5까지, 7개 칸은 1부터 7까지 가로, 세로 중복되지 않게 순서에 상관없이 공란에 기입한다.

2				3
	1		2	
1		5		
5				
		2		4

2			3	6		4
		7	5			6
6		2		3	5	
	6		2		7	
5		1		2		7
		3		4		
3	1		4		2	5

5				
	4		5	2
4		1		
2			1	
				1

	1		5		7	4
3		7		6	4	
1	3					
	7		4		6	
2		6	1			7
7	2			3	1	
	6		3	7		2

		5		
	5		4	
5		1		
		4		2
1			3	

2	4		5	
		3		
		5		
3				4
	2			1

	2			3		6
1		2	4		5	
	1	4		2	7	
7			6			2
5		6	1			7
	7	3		1		
6			2	5		1

	3			
				2
	4		3	
5		4	1	
		2		1

6	1		5	2		7
	3	5		4	6	
					2	5
2		6				3
		4		3	5	
5	7		4		3	
	5	7		6		4

		2		1
1	3			
				2
			3	5
	2	4		

해답은 다음 페이지에 있습니다.

177

해답

◀ 176페이지 해답

2	4	1	5	3
4	1	3	2	5
1	3	5	4	2
5	2	4	3	1
3	5	2	1	4

3	1	5	2	4
1	4	3	5	2
4	2	1	3	5
2	5	4	1	3
5	3	2	4	1

4	2	5	1	3
2	5	3	4	1
5	3	1	2	4
3	1	4	5	2
1	4	2	3	5

2	7	5	3	6	1	4
4	2	7	5	1	3	6
6	4	2	7	3	5	1
1	6	4	2	5	7	3
5	3	1	6	2	4	7
7	5	3	1	4	6	2
3	1	6	4	7	2	5

6	1	3	5	2	7	4
3	5	7	2	6	4	1
1	3	5	7	4	2	6
5	7	2	4	1	6	3
2	4	6	1	5	3	7
7	2	4	6	3	1	5
4	6	1	3	7	5	2

177페이지 해답 ▶

2	4	1	5	3
4	1	3	2	5
1	3	5	4	2
3	5	2	1	4
5	2	4	3	1

1	3	5	2	4
4	1	3	5	2
2	4	1	3	5
5	2	4	1	3
3	5	2	4	1

3	5	2	4	1
1	3	5	2	4
4	1	3	5	2
2	4	1	3	5
5	2	4	1	3

4	2	5	7	3	1	6
1	6	2	4	7	5	3
3	1	4	6	2	7	5
7	5	1	3	6	4	2
5	3	6	1	4	2	7
2	7	3	5	1	6	4
6	4	7	2	5	3	1

6	1	3	5	2	4	7
1	3	5	7	4	6	2
4	6	1	3	7	2	5
2	4	6	1	5	7	3
7	2	4	6	3	5	1
5	7	2	4	1	3	6
3	5	7	2	6	1	4

**암기
문제** 제시된 단어를 4분간 외운 다음 종이로 가리고 밑의 기록란에 순서와
관계없이 생각나는 대로 5분 이내에 적기 바랍니다.

소라 환갑 참마 코펠 건빵 농악 밍크 복령 생강 앞동산
참비름 취나물 농땡이 밀가루 푸줏간 인두염 색안경
광산촌 보험료 등산객 건망증 환매권 수영장 감로수
자서전 가정교사 능구렁이

기록란

계산 문제 적합한 숫자나 기호(+, -, ×, ÷)를 ( ) 안에 넣으시오.

9 + 4 - 5 = ( )   18 + 13 = ( )   5 + 2 + 8 = ( )

9 - 3 + 7 = ( )   32 ( ) 26 = 6   6 × 5 + 6 = ( )

5 ( ) 5 - 4 = 21   8 + 27 = ( )   9 - 4 + 3 = ( )

10 ÷ 2 + 8 = ( )   13 + 27 = ( )   6 + 8 - 5 = ( )

7 - 6 + 3 = ( )   24 ( ) 3 = 8   6 + 5 - 6 = ( )

28 ÷ 4 + 5 = ( )   19 + 16 = ( )   6 + 6 + 7 = ( )

5 + 2 + 9 = ( )   26 + 13 = ( )   5 + 9 + 4 = ( )

6 × 2 + 4 = ( )   38 ( ) 32 = 6   8 + 7 + 4 = ( )

9 ( ) 3 + 8 = 11   32 - 18 = ( )   4 × 6 - 3 = ( )

6 × 4 + 3 = ( )   33 - 25 = ( )   4 ( ) 7 - 8 = 3

24 ÷ 4 + 7 = ( )   16 + 29 = ( )   7 + 3 - 7 = ( )

5 × 8 - 2 = ( )   37 - 26 = ( )   18 - 2 - 6 = ( )

7 + 8 - 5 = ( )   3 × 8 = ( )   8 + 8 - 3 = ( )

10 + 6 + 2 = ( )   38 - 24 = ( )   5 ( ) 2 + 6 = 16

7 ( ) 7 + 8 = 22   2 × 14 = ( )   8 + 9 - 2 = ( )

12 ÷ 2 - 2 = ( )   22 - 17 = ( )   5 × 2 + 7 = ( )

3 + 8 + 6 = ( )   24 ÷ 6 = ( )   8 - 6 ( ) 9 = 11

8 + 2 - 5 = ( )   4 × 11 = ( )   2 - 1 + 8 = ( )

7 + 2 - 7 = ( )   14 × 3 = ( )   14 + 5 - 7 = ( )

9 - 3 + 8 = ( )   21 - 16 = ( )   4 × 3 - 9 = ( )

$8 + 6 = 2 (\quad) 7$ $5 + 7 - 6 = (\quad)$ $3 \times 5 = 7 (\quad) 8$

$7 + 4 = (\quad) + 5$ $8 (\quad) 4 + 5 = 9$ $9 - 6 = (\quad) - 7$

$6 \times 6 = 8 + (\quad)$ $9 + 7 - 3 = (\quad)$ $3 + 3 = 2 (\quad) 4$

$8 (\quad) 3 = 4 \times 6$ $4 \times 2 + 3 = (\quad)$ $5 + 7 = (\quad) \times 6$

$8 - 3 = 2 + (\quad)$ $8 (\quad) 2 + 3 = 9$ $16 \div 2 = 2 \times (\quad)$

$5 \times 6 = 6 + (\quad)$ $24 \div 8 + 6 = (\quad)$ $4 \times 9 = 6 + (\quad)$

$4 \times 8 = (\quad) + 8$ $7 + 6 (\quad) 9 = 22$ $8 - 6 = (\quad) - 4$

$18 - 5 - 3 = (\quad)$ $8 \times 4 + 6 = (\quad)$ $7 - 3 = 2 + (\quad)$

$5 (\quad) 6 = 24 + 6$ $6 + 9 + 7 = (\quad)$ $8 - (\quad) = 2 + 4$

$6 \times 6 = 6 + (\quad)$ $9 - 4 - 2 = (\quad)$ $6 + 3 = 3 (\quad) 3$

$9 \div 3 = 7 - (\quad)$ $24 \div 4 + 2 = (\quad)$ $9 (\quad) 3 = 5 - 2$

$7 + 8 = 3 (\quad) 5$ $6 \times 4 + 2 = (\quad)$ $4 + (\quad) = 5 + 6$

$7 + 9 = 2 \times (\quad)$ $8 (\quad) 2 + 5 = 9$ $5 \times 7 = (\quad) + 9$

$4 \times 2 = 4 + (\quad)$ $6 + 18 + 9 = (\quad)$ $4 (\quad) 8 = 25 + 7$

$18 \div (\quad) = 3 \times 3$ $6 + 9 + 8 = (\quad)$ $5 \times 4 = 8 + (\quad)$

$8 (\quad) 7 = 3 \times 5$ $18 \div 9 + 8 = (\quad)$ $8 (\quad) 6 = 2 \times 7$

$9 + 9 = 2 \times (\quad)$ $5 \times 6 (\quad) 12 = 18$ $8 \div 2 = (\quad) - 5$

$12 \div (\quad) = 2 + 2$ $9 + 12 - 3 = (\quad)$ $5 \times 6 = 7 + (\quad)$

$24 \div 4 = (\quad) + 3$ $5 + 8 - 4 = (\quad)$ $8 \times (\quad) = 21 + 3$

$3 (\quad) 8 = 29 - 5$ $7 + 8 - 4 = (\quad)$ $6 - 4 = 7 - (\quad)$

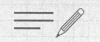

추리문제 5개 칸은 1부터 5까지, 7개 칸은 1부터 7까지 가로, 세로 중복되지 않게 순서에 상관없이 공란에 기입한다.

Grid 1 (5×5)

				4
4	2		3	
		2		3
			2	
5		1		

Grid 2 (5×5)

3				
		3		2
5				1
	5		1	
4		1		

Grid 3 (5×5)

			1	2
3			2	
		2		
4		5		
	5			4

Grid 4 (7×7)

	4		2		5	3
3		1		2		5
	1		6		2	
	5	7				4
		5			4	
4	7		5	3		6
6		4	7		3	

Grid 5 (7×7)

		1	4		2	
5		6			7	3
	5		6	1		
6		7				4
4	7		1		6	
	4	2			3	6
3		4	7			1

3		1		
				4
	4	5		
			5	3
1				5

	6			5		2
1		2	6		5	
	2			1		5
4			2			3
	5	3		4	6	
5	1		3			4
7			5	2		6

	4		3	
5		4		
			4	
1			2	
	1			2

5		6		4		
1	6		4		5	3
		5		3		6
2	7		5	1		
		7			3	
3	1			2		5
	5	1			4	2

	5	1		2
			2	
4				
	4		3	
5		3		

해답은 다음 페이지에 있습니다.

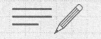

 해답

◀ 182페이지 해답

2	5	3	1	4
4	2	5	3	1
1	4	2	5	3
3	1	4	2	5
5	3	1	4	2

3	1	5	2	4
1	4	3	5	2
5	3	2	4	1
2	5	4	1	3
4	2	1	3	5

5	3	1	4	2
3	1	4	2	5
1	4	2	5	3
4	2	5	3	1
2	5	3	1	4

1	4	6	2	7	5	3
3	6	1	4	2	7	5
5	1	3	6	4	2	7
2	5	7	3	1	6	4
7	3	5	1	6	4	2
4	7	2	5	3	1	6
6	2	4	7	5	3	1

7	3	1	4	6	2	5
5	1	6	2	4	7	3
2	5	3	6	1	4	7
6	2	7	3	5	1	4
4	7	5	1	3	6	2
1	4	2	5	7	3	6
3	6	4	7	2	5	1

183페이지 해답 ▶

3	5	1	4	2
5	2	3	1	4
2	4	5	3	1
4	1	2	5	3
1	3	4	2	5

2	4	1	3	5
5	2	4	1	3
3	5	2	4	1
1	3	5	2	4
4	1	3	5	2

3	5	1	4	2
1	3	4	2	5
4	1	2	5	3
2	4	5	3	1
5	2	3	1	4

3	6	4	1	5	7	2
1	4	2	6	3	5	7
6	2	7	4	1	3	5
4	7	5	2	6	1	3
2	5	3	7	4	6	1
5	1	6	3	7	2	4
7	3	1	5	2	4	6

5	3	6	1	4	2	7
1	6	2	4	7	5	3
4	2	5	7	3	1	6
2	7	3	5	1	6	4
6	4	7	2	5	3	1
3	1	4	6	2	7	5
7	5	1	3	6	4	2

제시된 단어를 4분간 외운 다음 종이로 가리고 밑의 기록란에 순서와
관계없이 생각나는 대로 5분 이내에 적기 바랍니다.

천재 탕약 철망 태풍 개집 군밤 담비 마약 방귀 오곡밥
방공호 개두릅 천자문 오누이 불나방 선풍기 철원군
탕평채 개봉관 방갈로 닭곰탕 흰자위 파나마 자동문
태평가 박하담배 동백나무

기록란

적합한 숫자나 기호(+, -, ×, ÷)를 ( ) 안에 넣으시오.

5+3-5=( )　　12+15=( )　　5+6+8=( )

9-3+6=( )　　39-22=( )　　6+3-4=( )

4+5-4=( )　　14+17=( )　　9-3+3=( )

4( )2+3=11　　15+11=( )　　7+7-5=( )

8-6+7=( )　　48÷8=( )　　5+4-6=( )

36÷4-3=( )　　13+26=( )　　3+9+6=( )

5+6-9=( )　　32( )23=9　　2+2+8=( )

6( )4+4=28　　26-16=( )　　5+3( )4=12

4+9-8=( )　　17-15=( )　　3×3+5=( )

6-4+3=( )　　15+23=( )　　4+7-8=( )

16÷4+6=( )　　25( )19=6　　2+9-4=( )

4×4-6=( )　　37-26=( )　　9-5-2=( )

9+8( )5=12　　6×8=( )　　5+8-3=( )

8+6-7=( )　　38-14=( )　　4( )2-2=6

5+7+4=( )　　3×14=( )　　5-4+8=( )

14÷2+8=( )　　32-17=( )　　2×2+4=( )

5×3-5=( )　　42( )6=7　　8( )4+5=7

3+7-5=( )　　5×6=( )　　8-2+8=( )

5+8-6=( )　　15×3=( )　　4×9-3=( )

9+6+4=( )　　22+16=( )　　6÷3×3=( )

6(   )4 = 3 × 8   8 ÷ 4 + 6 = (   )   7 + 5 = 6 + (   )

4(   )4 = 2 × 8   5 × 9 + 6 = (   )   6 × (   ) = 3 × 8

7 × 6 = 9 + (   )   9 + 8 - 6 = (   )   7 - 3 = 9 (   )5

4 + (   ) = 3 × 3   6 ÷ 2 (   )3 = 6   3 × 5 = 7 (   )8

5 × 3 = 7 (   )8   7 - 6 + 8 = (   )   8 ÷ (   ) = 2 + 2

4 + 2 = 9 (   )3   24 ÷ 6 + 8 = (   )   8 + 6 = 7 + (   )

6 × 8 = 5 + (   )   5 + 6 (   )9 = 2   12 - 3 = 3 (   )3

15(   )3 = 2 + 3   7 × 4 + 7 = (   )   8 - 2 = 3 × (   )

5 × 7 = 5 + (   )   9 + 9 + 6 = (   )   7 - 5 = (   ) - 4

5 × 9 = (   ) + 8   9 - 4 + 2 = (   )   8 + 3 = 4 + (   )

12 ÷ (   ) = 2 × 3   8 ÷ 2 + 7 = (   )   7 + 9 = 8 (   )8

(   ) + 7 = 3 × 5   5 × 8 - 7 = (   )   8 + 7 = 3 (   )5

6 + 9 = 3 × (   )   6 (   )8 - 5 = 9   4 × (   ) = 26 + 6

4(   )2 = 4 + 4   4 + 9 + 7 = (   )   8 (   )7 = 3 × 5

27(   )3 = 3 × 3   21(   )7 + 6 = 9   4 × (   ) = 2 × 8

4 + 8 = 6 × (   )   6 × 2 - 3 = (   )   4 × 12 = (   ) + 9

3 × 9 = 6 + (   )   5 × 9 - 8 = (   )   5 × 7 = 8 + (   )

12 ÷ (   ) = 7 - 4   9 (   )2 - 9 = 9   4 × 6 = 5 + (   )

36(   )6 = 2 × 3   6 + 8 - 4 = (   )   5 × 3 = 7 (   )8

6 + (   ) = 3 × 5   9 + 6 - 7 = (   )   8 - (   ) = 3 + 3

5개 칸은 1부터 5까지, 7개 칸은 1부터 7까지 가로, 세로 중복되지 않게 순서에 상관없이 공란에 기입한다.

1

		5	2	
			5	2
	4	1		
				3
3				1

2

	1		2	
1	4			
			3	
2				3
		2	4	

3

4	2		3	
		3		
				2
1		2		
	1			5

4

2		6		3		5
	2		6		5	
5		2		6		1
	3			2		
4		1	3		2	7
	1			7		2
3	5		2		1	

5

4		6		1		7
6					7	
	7		1	6		5
5			4		6	1
	5	2		4	1	
3			2	7		
1		3			2	4

Puzzle 1

	4			
				5
	3		4	
2		3	1	
		5		1

Puzzle 2

		4		5
1			5	
				2
			1	4
4	2			

Puzzle 3

				2
2	5		1	
		5		1
			5	
3			4	

Puzzle 4

6		3	5		2	
	5				6	1
5			4	6		3
	3		7		4	
4					7	2
	2	4		1		5
2	4			1	5	

Puzzle 5

1			6	2		7
	7	5			6	
5		7	3		1	4
	6			3		1
	3	1		7	2	
4		6				
	4		5		3	6

해답은 다음 페이지에 있습니다.

해답

◀ 188페이지 해답

1	3	5	2	4
4	1	3	5	2
2	4	1	3	5
5	2	4	1	3
3	5	2	4	1

3	1	5	2	4
1	4	3	5	2
4	2	1	3	5
2	5	4	1	3
5	3	2	4	1

4	2	5	3	1
2	5	3	1	4
5	3	1	4	2
1	4	2	5	3
3	1	4	2	5

2	4	6	1	3	7	5
7	2	4	6	1	5	3
5	7	2	4	6	3	1
1	3	5	7	2	6	4
4	6	1	3	5	2	7
6	1	3	5	7	4	2
3	5	7	2	4	1	6

4	2	6	3	1	5	7
6	4	1	5	3	7	2
2	7	4	1	6	3	5
5	3	7	4	2	6	1
7	5	2	6	4	1	3
3	1	5	2	7	4	6
1	6	3	7	5	2	4

189페이지 해답 ▶

1	4	2	5	3
3	1	4	2	5
5	3	1	4	2
2	5	3	1	4
4	2	5	3	1

3	1	4	2	5
1	4	2	5	3
5	3	1	4	2
2	5	3	1	4
4	2	5	3	1

5	3	1	4	2
2	5	3	1	4
4	2	5	3	1
1	4	2	5	3
3	1	4	2	5

6	1	3	5	7	2	4
3	5	7	2	4	6	1
5	7	2	4	6	1	3
1	3	5	7	2	4	6
4	6	1	3	5	7	2
7	2	4	6	1	3	5
2	4	6	1	3	5	7

1	5	3	6	2	4	7
3	7	5	1	4	6	2
5	2	7	3	6	1	4
2	6	4	7	3	5	1
6	3	1	4	7	2	5
4	1	6	2	5	7	3
7	4	2	5	1	3	6

암기 문제 제시된 단어를 4분간 외운 다음 종이로 가리고 밑의 기록란에 순서와 관계없이 생각나는 대로 5분 이내에 적기 바랍니다.

> 오리 연어 천막 루비 흑인 강촌 렌즈 반찬 석수 청산도
> 수족관 자물쇠 흥부전 단양군 리그전 부조금 북극곰
> 갯장어 판공비 반상회 수제비 국사봉 천마총 편의점
> 강줄기 오동나무 리듬악기

기록란

적합한 숫자나 기호(+, -, ×, ÷)를 ( ) 안에 넣으시오.

7+8+8=( )　　14+17=( )　　8+3+8=( )

6-3+7=( )　　29-17=( )　　7+3-2=( )

4+5-4=( )　　4( )12=48　　7-2+3=( )

18÷2+8=( )　　15+27=( )　　+7-5=( )

8-6+4=( )　　49÷7=( )　　6+4-6=( )

36÷4+1=( )　　13+26=( )　　7+2+7=( )

5+6+3=( )　　29-13=( )　　5+4+8=( )

7×4+2=( )　　19-13=( )　　8+8+4=( )

4( )9+3=39　　24( )12=12　　9×3-8=( )

9-4-2=( )　　33-25=( )　　9( )3+5=8

12÷4+6=( )　　15+19=( )　　6+4-7=( )

6×2-6=( )　　32-21=( )　　19-3-6=( )

5( )8-5=8　　3×14-=( )　　4+8-2=( )

5+2+7=( )　　28-21=( )　　5×2+1=( )

3+4+8=( )　　15×2=( )　　5+9-4=( )

8+7-9=( )　　6( )6=12　　4×2( )4=32

4×2-4=( )　　32÷8=( )　　8( )5+9=12

5+16-5=( )　　2×18=( )　　7-2+8=( )

9+2-7=( )　　3×9=( )　　9-2+7=( )

5×3-9=( )　　18-6=( )　　2×7+3=( )

월　　　일

$9 + 7 = 4 (\quad) 4$　　$8 - 6 + 7 = (\quad)$　　$7 + 3 = (\quad) + 6$

$6 \times 3 = 9 (\quad) 9$　　$9 - 4 + 8 = (\quad)$　　$9 - 4 = 2 + (\quad)$

$8 \times 3 = (\quad) + 4$　　$8 (\quad) 5 - 6 = 7$　　$8 + 7 = (\quad) - 5$

$9 + (\quad) = 21 - 3$　　$6 \div 2 + 9 = (\quad)$　　$7 + 5 = 6 (\quad) 6$

$8 (\quad) 3 = 2 + 3$　　$7 - 6 + 8 = (\quad)$　　$16 \div (\quad) = 2 + 2$

$2 + 6 = (\quad) - 4$　　$24 \div 6 + 8 = (\quad)$　　$3 \times 6 = 9 (\quad) 2$

$4 \times 8 - 6 = (\quad)$　　$7 + 6 (\quad) 5 = 8$　　$10 - 3 = 9 - (\quad)$

$17 - 5 - 3 = (\quad)$　　$5 \times 4 + 7 = (\quad)$　　$8 - 2 = 3 (\quad) 3$

$5 + 6 + 7 = (\quad)$　　$9 + 9 + 4 = (\quad)$　　$7 + 8 = (\quad) \times 5$

$3 \times 9 = 7 + (\quad)$　　$8 - 4 + 5 = (\quad)$　　$4 (\quad) 3 = 2 \times 6$

$15 \div (\quad) = 9 - 4$　　$8 \div 2 + 8 = (\quad)$　　$5 + (\quad) = 2 \times 7$

$(\quad) + 9 = 2 \times 9$　　$6 \times 4 - 7 = (\quad)$　　$8 + 7 = (\quad) + 5$

$4 \times 6 = 4 + (\quad)$　　$5 + 8 - 3 = (\quad)$　　$4 \times 8 = 8 + (\quad)$

$6 \times 2 = 7 (\quad) 5$　　$8 + 6 + 8 = (\quad)$　　$8 + 8 = 2 \times (\quad)$

$4 \div (\quad) = 7 - 5$　　$6 + 7 (\quad) 4 = 17$　　$5 \times (\quad) = 8 + 7$

$5 + 8 = (\quad) + 7$　　$12 (\quad) 3 + 4 = 8$　　$8 - 7 = (\quad) - 5$

$4 \times 9 = 8 + (\quad)$　　$7 \times 3 - 8 = (\quad)$　　$36 (\quad) 6 = 3 \times 2$

$12 \div 3 = 9 (\quad) 5$　　$4 + 12 - 2 = (\quad)$　　$5 \times 6 = (\quad) + 7$

$30 \div (\quad) = 2 \times 3$　　$5 (\quad) 3 - 7 = 8$　　$7 \times 4 = 6 + (\quad)$

$6 + 8 = 2 (\quad) 7$　　$8 + 7 - 4 = (\quad)$　　$7 (\quad) 3 = 28 - 7$

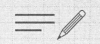

5개 칸은 1부터 5까지, 7개 칸은 1부터 7까지 가로, 세로 중복되지 않게 순서에 상관없이 공란에 기입한다.

	5			2
5			1	
	3			
		2		3
	4		3	

2			5	
5				
			1	4
1	3			
		3		5

	1		2	
		1		2
			5	
4			3	
	5	3		

3		5		2	4	
	4		3		7	2
	6	3		7		
5				4		1
7	5					
	2	6			3	5
2		4	6		3	5

	4	6		1	5	
	2		1	6		7
2		1	5		7	
4	1				2	
	5					3
3		2	6		1	
	3	5		7		1

퍼즐 1

	2	5		1
			5	
3				
	3		4	
2				4

퍼즐 2

2		1		
	1			2
		5		
3	5		4	
				3

퍼즐 3

		5	2	
	3			1
		4		
		1		5
1	4			

퍼즐 4

5			6	1		7
7	4			3	5	
	6		3		7	4
				7		6
1		7	2		6	
3	7			6		5
	3		7	2		

퍼즐 5

2		7	3		1	4
	2			3		
3		1		7		5
	1		6		4	7
	4			5		
4		2		1	3	
	3		1		6	2

해답은 다음 페이지에 있습니다.

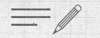

추리 문제 **해답**

◀ 194페이지 해답

3	5	1	4	2
5	2	3	1	4
1	3	4	2	5
4	1	2	5	3
2	4	5	3	1

2	4	1	5	3
5	2	4	3	1
3	5	2	1	4
1	3	5	4	2
4	1	3	2	5

3	1	4	2	5
5	3	1	4	2
1	4	2	5	3
4	2	5	3	1
2	5	3	1	4

3	1	5	7	2	4	6
6	4	1	3	5	7	2
1	6	3	5	7	2	4
5	3	7	2	4	6	1
7	5	2	4	6	1	3
4	2	6	1	3	5	7
2	7	4	6	1	3	5

7	4	6	3	1	5	2
5	2	4	1	6	3	7
2	6	1	5	3	7	4
4	1	3	7	5	2	6
6	5	7	4	2	6	3
3	7	2	6	4	1	5
6	3	5	2	7	4	1

195페이지 해답 ▶

4	2	5	3	1
1	4	2	5	3
3	1	4	2	5
5	3	1	4	2
2	5	3	1	4

2	4	1	3	5
4	1	3	5	2
1	3	5	2	4
3	5	2	4	1
5	2	4	1	3

3	1	5	2	4
5	3	2	4	1
2	5	4	1	3
4	2	1	3	5
1	4	3	5	2

5	2	4	6	1	3	7
7	4	6	1	3	5	2
2	6	1	3	5	7	4
4	1	3	5	7	2	6
1	5	7	2	4	6	3
3	7	2	4	6	1	5
6	3	5	7	2	4	1

2	5	7	3	6	1	4
6	2	4	7	3	5	1
3	6	1	4	7	2	5
5	1	3	6	2	4	7
1	4	6	2	5	7	3
4	7	2	5	1	3	6
7	3	5	1	4	6	2

제시된 단어를 4분간 외운 다음 종이로 가리고 밑의 기록란에 순서와 관계없이 생각나는 대로 5분 이내에 적기 바랍니다.

창포 예복 붕어 회장 감자 교사 뗏목 라면 볼링 예비군
작곡가 채권자 원앙새 뚱딴지 체세포 교습소 서대기
본고장 다람쥐 성주군 출장비 감악산 포천시 횡격막
크림빵 양떼구름 단과대학

기록란

적합한 숫자나 기호(+, -, ×, ÷)를 (   ) 안에 넣으시오.

4 + 8 - 2 = (   )   1 5 + 3 1 = (   )   6 - 2 + 4 = (   )

7 (   ) 3 + 6 = 10   2 7 (   ) 1 6 = 1 1   4 × 3 + 4 = (   )

5 + 5 - 4 = (   )   1 2 + 3 9 = (   )   8 - 2 + 3 = (   )

8 ÷ 2 + 7 = (   )   1 8 + 1 5 = (   )   7 + 3 - 2 = (   )

7 - 6 + 5 = (   )   4 2 ÷ 6 = (   )   5 (   ) 8 - 6 = 7

24 ÷ 2 + 4 = (   )   1 7 + 1 6 = (   )   3 + 8 + 3 = (   )

6 (   ) 6 - 9 = 27   2 9 - 1 4 = (   )   6 + 7 + 4 = (   )

7 × 4 + 8 = (   )   1 9 - 1 2 = (   )   9 + 5 + 4 = (   )

9 + 9 + 1 = (   )   3 8 - 2 5 = (   )   4 × 3 (   ) 3 = 36

6 - 4 + 2 = (   )   1 7 (   ) 1 6 = 3 3   5 + 9 - 4 = (   )

8 ÷ 2 + 4 = (   )   1 8 + 9 = (   )   7 + 9 - 5 = (   )

6 × 4 + 2 = (   )   3 6 - 2 6 = (   )   8 × 5 - 2 = (   )

7 + 8 - 2 = (   )   7 (   ) 4 = 2 8   9 + 8 - 9 = (   )

9 + 6 + 4 = (   )   2 4 - 1 4 = (   )   4 × 2 + 13 = (   )

17 + 12 = (   )   4 × 1 1 = (   )   6 (   ) 4 + 8 = 32

9 (   ) 3 + 2 = 5   2 2 - 1 7 = (   )   6 × 2 + 4 = (   )

8 × 2 + 1 = (   )   4 2 ÷ 7 = (   )   8 - 7 + 5 = (   )

9 + 8 - 6 = (   )   1 2 × 3 = (   )   13 - (   ) + 9 = 14

3 × (   ) - 7 = 11   1 6 - 9 = (   )   16 + 7 - (   ) = 11

2 + 7 - 1 = (   )   7 × 7 = (   )   9 - 2 + 8 = (   )

16( )4=2+2   6×3+6=( )   9+( )=2×7

4+( )=2×4   8÷2+7=( )   8-( )=3+3

6×6=6+( )   5( )5-2=8   5+3=( )×4

18-8=( )-3   4( )2+3=11   7+5=2×( )

9( )3=8-5   7-6( )3=4   14( )7=8-6

22+6=7+( )   24÷3+7=( )   6( )3=9+9

4×6=( )+4   4+9+9=( )   9( )3=8-5

15-5=( )+3   3×9-8=( )   7-2=3+( )

6×7=4+( )   3+9+8=( )   6-5=8-( )

3×9=( )+6   9-4+6=( )   4+( )=9-2

9÷3=( )-6   24÷4+4=( )   5+9=( )×2

4+9=5+( )   5×4-9=( )   8+7=5×( )

9( )6=3×5   7×3-7=( )   4×8=( )+8

4×2=4( )4   8+6( )7=7   4+8-4=( )

22÷2=( )+3   3×7-8=( )   6×4=6+( )

3+9=2×( )   6÷2+9=( )   9+12=4+( )

9+9=( )×2   5×9+3=( )   2+7=3( )3

24( )4=2×3   4+12-7=( )   ( )+7=3×5

15( )8=3+4   6+8-7=( )   8×3=6+( )

4+9=5+( )   5×6( )2=15   7-( )=2+3

5개 칸은 1부터 5까지, 7개 칸은 1부터 7까지 가로, 세로 중복되지 않게 순서에 상관없이 공란에 기입한다.

퍼즐 1

	3			4
3				1
	2		1	
				5
4		3		

퍼즐 2

	5			
5		3		
	3		2	
	1	2		
2				1

퍼즐 3

			1	4
4	2			
1				
	3			2
3		4		

퍼즐 4

6	3			7		2
1		3			6	
	1			5		
		2	6		5	3
2		4		3		
5	2		4		3	1
	7	5		4		6

퍼즐 5

5		2	4		1	3
	3			2		
3		7	2			1
	1		5		2	4
	6			5		
7		4			1	3
	4		1		5	7

퍼즐 1 (5×5)

		4		3
	5			
1		5		
	1		5	2
2				

퍼즐 2 (5×5)

3		4		5
	3			
2			1	
	2			
		2	5	

퍼즐 3 (5×5)

4				3
	5			
5		1	2	
				5
	1		5	

퍼즐 4 (7×7)

1	4		2	6		
5		4			7	2
	6			1		
		5	7		1	3
4		3		2		
7	3		1		2	4
		1		7		6

퍼즐 5 (7×7)

7		3			2	6
2	7		3	6		
		1		2		4
1		4		3		
	1		4	7		2
6		2	7		1	
	2	7		1		

해답은 다음 페이지에 있습니다.

추리문제 **해답**

◀ 200페이지 해답

1	3	5	2	4
3	5	2	4	1
5	2	4	1	3
2	4	1	3	5
4	1	3	5	2

3	5	1	4	2
5	2	3	1	4
1	3	4	2	5
4	1	2	5	3
2	4	5	3	1

2	5	3	1	4
4	2	5	3	1
1	4	2	5	3
5	3	1	4	2
3	1	4	2	5

6	3	1	5	7	4	2
1	5	3	7	2	6	4
4	1	6	3	5	2	7
7	4	2	6	1	5	3
2	6	4	1	3	7	5
5	2	7	4	6	3	1
3	7	5	2	4	1	6

5	7	2	4	6	1	3
1	3	5	7	2	4	6
3	5	7	2	4	6	1
6	1	3	5	7	2	4
4	6	1	3	5	7	2
7	2	4	6	1	3	5
2	4	6	1	3	5	7

201페이지 해답 ▶

5	2	4	1	3
3	5	2	4	1
1	3	5	2	4
4	1	3	5	2
2	4	1	3	5

3	1	4	2	5
5	3	1	4	2
2	5	3	1	4
4	2	5	3	1
1	4	2	5	3

4	2	5	1	3
2	5	3	4	1
5	3	1	2	4
1	4	2	3	5
3	1	4	5	2

1	4	7	2	6	3	5
5	1	4	6	3	7	2
3	6	2	4	1	5	7
6	2	5	7	4	1	3
4	7	3	5	2	6	1
7	3	6	1	5	2	4
2	5	1	3	7	4	6

7	5	3	1	4	2	6
2	7	5	3	6	4	1
5	3	1	6	2	7	4
1	6	4	2	5	3	7
3	1	6	4	7	5	2
6	4	2	7	3	1	5
4	2	7	5	1	6	3

암기 문제 제시된 단어를 4분간 외운 다음 종이로 가리고 밑의 기록란에 순서와 관계없이 생각나는 대로 5분 이내에 적기 바랍니다.

> 잔치 차고 화분 커플 친구 퓨마 걸작 노루 물소 벚나무
> 암거미 친부모 노량진 삼팔선 갈대밭 옥수수 보충병
> 관상수 물방개 게릴라 두꺼비 쪽댕기 프리즘 겉보리
> 피조개 차돌박이 노르웨이

기록란

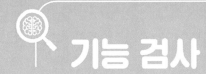

☑ 숫자 읽기

아래 숫자를 숫자(예 4-사, 9-구, 3-삼, 6-육과 같이)로 끝까지 소리 내어 읽고 걸린 시간을 기록한다. [분 초]

```
9 6 3 7 5 3 5 8 7 4 8 7 3 8 7 5 4 3 9 6 7
7 6 5 3 7 8 6 4 9 5 4 7 6 8 9 5 6 4 9 8 5
4 8 3 7 5 4 8 3 7 8 7 4 3 7 3 5 7 5 8 3 9
6 9 8 7 9 3 5 4 9 4 5 8 3 6 8 8 3 5 6 8 3
7 6 3 8 8 5 5 7 6 8 3 8 5 9 3 7 9 4 8 7 3
5 8 5 7 4 5 9 6 5 3 7 8 3 5 4 8 3 7 6 3 7
5 3 8 7 4 4 3 7 8 3 5 3 9 6 9 3 4 7 6 9 4
8 5 5 8 6 3 9 7 6 8 5 4 6 4 8 9 3 8 9 3 8
5 4 7 9 8 5 7 9 8 9 7 5 8 4 8 7 5 9 4 7 6
9 7 3 9 3 6 8 4 6 9 4 9 4 7 6 9 8 5 6 3 8
7 9 6 9 4 6 7 6 4 8 5 4 5 7 3 8 4 7 8 5 7
6 3 9 6 8 7 4 6 9 4 9 4 5 8 6 3 9 7 6 9 8
5 3 9 4 6 7 8 5 4 7 8 4 6 8 7 9 5 6 4 9 3
5 8 4 6 7 5 4 9 3 3 7 6 8 4 9 5 3 7 6 8 5
```

☑ 색채 읽기

위 숫자를 숫자로 읽지 않고 색채(예 5-빨강, 6-파랑, 4-노랑, 7-빨강, 8-검정, 6-초록, 4-보라와 같이)로 소리 내어 읽는다. [분 초]

204

☑ 숫자 계산

숫자를 더해서 십 자리는 제하고 한 자릿수만 적는다. 예를 들어 9와 6을 더하면 15이지만 10은 제하고 5만, 6과 8을 더하면 14이지만 4만, 8과 3은 1을, 3과 7은 0을 숫자와 숫자 사이에 적는다(7. **책의 사용 방법 설명 참조**). 끝까지 한 다음 걸린 시간을 기록한다. 　　　　　　　　　　　[　　분　　초]

```
6 5 7 9 5 6 9 4 6 9 4 5 3 4 7 8 3 7 8 7 5 8 3
3 5 4 3 6 7 3 8 5 6 6 5 8 7 9 5 9 4 7 8 9 5 3
7 4 4 9 6 8 3 5 7 8 4 3 7 5 4 9 3 8 4 9 4 5 7
4 8 5 9 6 5 7 3 6 9 5 9 4 7 8 7 5 3 8 4 9 5 3
7 4 3 6 7 5 8 4 3 9 6 5 6 5 9 8 3 3 8 6 7 9 4
9 7 5 6 7 9 5 6 3 8 7 9 5 4 7 3 5 8 7 4 6 3 9
8 5 3 6 5 9 3 5 7 9 5 7 3 6 4 7 6 8 4 5 8 5 7
9 6 7 3 4 6 5 8 8 7 4 5 6 5 3 9 4 6 8 3 7 9 6
9 3 7 8 7 6 5 8 7 5 6 8 4 5 8 3 8 6 7 9 5 7 9
6 7 7 4 9 5 4 6 7 9 4 3 7 4 4 9 6 6 8 3 7 5 7
6 9 3 5 7 6 9 8 3 5 6 8 7 3 8 7 3 9 5 3 4 9 5
7 4 7 8 3 9 8 7 6 8 3 7 6 4 9 5 8 5 6 5 8 4 9
3 5 4 8 3 7 9 4 7 9 4 8 3 8 5 7 9 5 3 8 5 7 9
4 5 5 9 3 4 4 6 7 5 8 9 8 5 6 5 8 6 8 3 7 5 4
9 3 5 4 5 8 6 9 3 5 6 4 7 4 4 6 5 4 5 8 3 7 8
9 5 6 5 6 4 7 8 5 4 8 6 4 5 3 8 7 8 3 8 5 8 9
7 6 3 4 8 9 7 6 8 5 7 8 9 8 3 7 8 7 6 5 9 6 4
6 9 3 4 7 9 3 4 6 7 4 6 3 8 7 4 6 3 5 8 6 3 7
```

기능 검사 종합 그래프 작성 요령

뒤 페이지 그래프의 숫자 읽기란, 색채 읽기란, 숫자 계산란에 1회에서 6회까지 각각 걸린 시간을 점으로 찍는다. 그리고 1회에서 6회까지 선으로 연결하면 전체적인 변화를 그래프로 볼 수 있다.

한 권 내에서는 약간의 기복이 있지만, 1권, 2권, 3권, 4권의 종합 그래프를 비교해 보면 현저한 변화를 알 수 있다.

```
MEMO
```

☑ 기능 검사(speed check) 종합 그래프

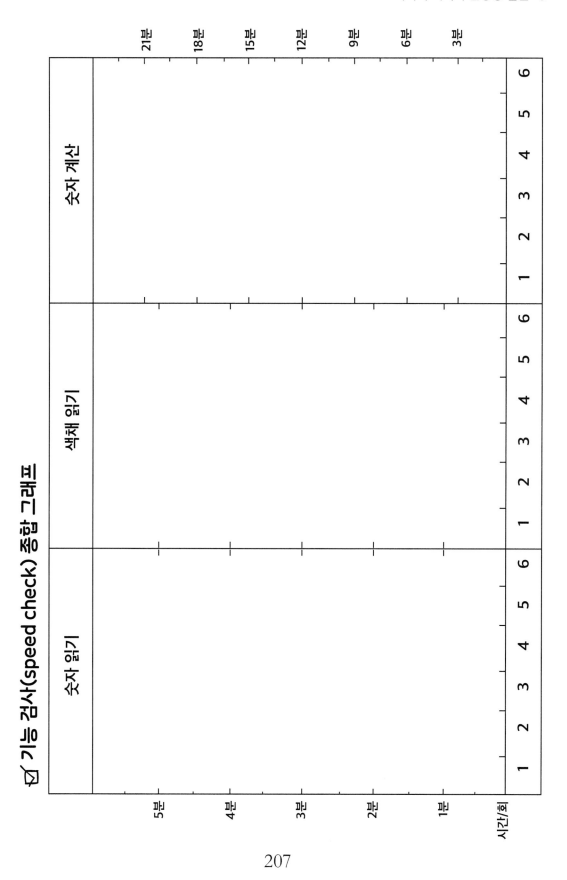

숫자 읽기   색채 읽기   숫자 계산

21분 18분 15분 12분 9분 6분 3분

5분 4분 3분 2분 1분

시간/회

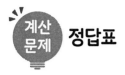 정답표

1일(회)   월   일

16페이지 해답 ▼

7 + 8 = (1 5)	6+5+4=(15)	3 - 2 + 3 = (4)
7 - 3 = (4)	8-6+2=(4)	4×3-7=(5)
9 - 2 = (7)	6+7+3=(16)	8 - 6 + 3 = (5)
8 ÷ 2 = (4)	2+5(+)7=14	8 + 3 - 4 = (7)
9 + 3 = (1 2)	6÷2+4=(7)	6+8-2=(12)
2 4 ÷ 4 = (6)	7+3+4=(14)	4+8+9=(21)
3 + 9 = (1 2)	12-6+7=(13)	3 + 7 - 2 = (8)
4 × 4 = (1 6)	6 - 3 - 1 = (2)	6+3+12=(21)
9 + 8 = (1 7)	6-5+9=(10)	2×3(×)3=18
9 - 4 = (5)	9+3-2=(10)	9-7(+)8=10
8 ÷ 4 = (2)	8+9+3=(20)	5+9-2=(12)
3 (×) 4 = 1 2	9+7-2=(14)	6(÷)2+6=9
9 + 8 = (1 7)	3(×)8-8=16	6+8-6=(8)
12+7=(19)	9+8-3=(14)	3×2+7=(13)
7 + 8 = (1 5)	3×4+6=(18)	6+9-2=(13)
8 ÷ 2 = (4)	3+12-3=(12)	3×2+8=(14)
2 × 6 = (1 2)	12÷6+9=(11)	9 - 7 + 6 = (8)
6 + 12 = (18)	3×6+5=(23)	21+3+2=(26)
9 (-) 7 = 2	12×3-7=(29)	16+9-4=(21)
6 × 4 = (2 4)	9(×)4+6=42	14+4-6=(12)

17페이지 해답 ▼

5 + 7 - 5 = (7)	9+5=3+(11)	5 - 2 = 8 - (5)
7 - 3 + 5 = (9)	8 - 4 = 7 - (3)	9×3=24+(3)
8+4-2=(10)	5+3=7(+)1	9 - 6 = 7 - (4)
18÷2+2=(11)	6+5=4+(7)	9 - 5 = 8 - (4)
7 - 5 + 3 = (5)	16÷2=5+(3)	3+8=6+(5)
8(÷)4+3=5	5+6=(4)+7	5+7=9(+)3
3+6+8=(17)	8 - 6 = 5 (-) 3	4+8=6+(6)
5×4+4=(24)	8 - 3 = 2 + (3)	7+4=6(+)5
7(+)9+8=24	6+8=7+(7)	3×3=6+(3)
9 - 3 - 2 = (4)	13(-)5=4+4	7+8=6+(9)
28÷4+5=(12)	9+9=3×(6)	16-7=6+(3)
4(×)4×2=32	7 - 6 = 9 - (8)	12-6=(8)-2
3+8(-)5=6	4×8=24+(8)	7+8=9+(6)
15+5+7=(27)	5+8=7+(6)	4(×)2=6+2
5+7+7=(19)	(8)×4=35-3	7 - 6 = 5 (-) 4
18÷2-3=(6)	5+7=8+(4)	4×4=2×(8)
5×5-2=(23)	36÷6=2×(3)	8 - (7) = 6 - 5
7+11-5=(13)	5×6=9+(21)	12+8=4×(5)
6 + 8 - 6 = (8)	(2)×3=8-2	11 - 7 = 8 - (4)
8×5-2=(38)	8 - 4 = 9 - (5)	12÷4=7-(4)

208

2일(회)   월   일

22페이지 해답 ▼

6 - 4 = (2)	7+5+9=(21)	7-2+5=(10)
9 (+) 6 = 1 5	9-6+3=(6)	6×3-6=(12)
5 - 2 = (3)	15(÷)3+3=8	9-6+7=(10)
2 1 ÷ 3 = (7)	4+5+7=(16)	9+3-2=(10)
8 - 6 = (2)	8÷2+7=(11)	5+8-6=(7)
2 8 ÷ 4 = (7)	3+3+9=(15)	7+8+7=(22)
5 + 9 = (1 4)	12-6+3=(9)	9+7+8=(24)
8 (×) 4 = 3 2	9(÷)3+2=5	3+3+8=(14)
5 + 8 = (1 3)	8-5+8=(11)	6×3+6=(24)
6 - 3 = (3)	4+3-2=(5)	20-7(-)5=8
1 2 ÷ 6 = (2)	4+7(+)7=18	6+9-7=(8)
7 × 2 = (1 4)	7+7-6=(8)	19-5-6=(8)
8 (-) 5 = 3	4×8-6=(26)	8+8(+)9=25
18+7=(25)	4+8-4=(8)	5×2(+)6=16
6 + 8 = (1 4)	7×4+6=(34)	7+9-8=(8)
18÷2=(9)	8+8-7=(9)	5×2+5=(15)
5 × 2 = (1 0)	18÷6+7=(10)	9-4+6=(11)
1 2 - 5 = (7)	5×6+8=(38)	23-12+8=(19)
8 - 4 = (4)	7×3+9=(30)	15+9-7=(17)
6 × 6 = (3 6)	7-4+16=(19)	11-4+3=(10)

23페이지 해답 ▼

9 + 4 - 4 = (9)	4+4=6+(2)	5 - 2 = 8 - (5)
7 - 4 + 5 = (8)	9-6=7-(4)	3×(3)=6+3
3 + 8 - 3 = (8)	7+(2)=3+6	8-6=9-(7)
4÷2+7=(9)	4+5=6+(3)	4+3=5+(2)
18(-)6+3=15	(8)÷2=2×2	8-6=5-(3)
24÷3+8=(16)	3+6=5+(4)	(3)+7=4+6
6+6(+)9=21	13-6=4+(3)	7+8=6+(9)
8×3+5=(29)	8(-)3=9-4	3+4=2(+)5
3+4+7=(14)	7-5=(4)-2	9(×)3=24+3
5-4(+)3=4	6+3=4+(5)	36-7=24+(5)
28÷4+4=(11)	15(÷)3=7-2	4+9=6+(7)
5×5+2=(27)	7+6=4+(9)	17-5=3+(9)
7+7-4=(10)	3×8=4×(6)	3+8=6+(5)
6×3-9=(9)	14-4=5+(5)	7×2=8+(6)
(4)+7+8=19	8×4=38-(6)	4+9=5(+)8
8÷2+5=(9)	12(-)7=9-4	9(×)2=3×6
4×7-2=(26)	54÷6=4+(5)	8-7=5-(4)
9+8-4=(13)	8×6=42+(6)	12+4=7+(9)
5+3-2=(6)	21(÷)3=4+3	9-7=4-(2)
4×6(×)2=48	8-4=2+(2)	7×3=15(+)6

28페이지 해답 ▼

9 - 5 = (4)	7+5+3=(15)	5-2+8=(11)
5 + 6 = (1 1)	9-6+8=(11)	5×3-2=(13)
7 - 2 = (5)	5+7+3=(15)	9-6+6=(9)
1 8 ÷ 3 = (6)	4+5+4=(13)	7+3-2=(8)
8 - 6 = (2)	8÷2+2=(6)	3+8-2=(9)
2 0 ÷ 5 = (4)	5+3+7=(15)	5+8+4=(17)
3 + 9 = (1 2)	10-6(+)3=7	3+7+4=(14)
3 × 4 = (1 2)	8-3+5=(10)	5+3+2=(10)
8 + 8 = (1 6)	7-5+7=(9)	5×3(+)3=18
6 - 3 = (3)	5+3-4=(4)	32-7-3=(22)
1 2 (÷) 4 = 3	3(×)9-4=23	8+4-2=(10)
6 × 4 = (2 4)	5+7-3=(9)	24(÷)4+2=8
7 - 5 = (2)	4×8-2=(30)	4+8-4=(8)
1 8 + 7 = (2 5)	7+8-2=(13)	4×2+16=(24)
5 + 8 = (1 3)	4×4+6=(22)	7+9(-)7=9
1 6 ÷ 2 = (8)	5+12(-)4=13	4×5+2=(22)
3 (×) 6 = 1 8	18÷6+5=(8)	8-7+3=(4)
7 + 1 2 = (1 9)	4×6+5=(29)	24-5-6=(13)
6 + 8 = (1 4)	15+3+4=(22)	17+5-7=(15)
7 (+) 6 = 1 3	8-4+12=(16)	21÷3+4=(11)

29페이지 해답 ▼

3 + 7 - 6 = (4)	5+3=(4)+4	7-2=3+(2)
8 - 4 + 5 = (9)	9(-)4=8-3	4×3=2(×)6
7 + 4 - 3 = (8)	5+7=(15)-3	8-6=9-(7)
28÷4+5=(12)	3+7=4+(6)	9+3=6+(6)
7(-)6+3=4	4(-)2=7-5	8-6=4-(2)
24÷3+7=(15)	8+6=7+(7)	4+8=(6)+6
9+8-9=(8)	13(-)6=4+3	(7)+8=6+9
5×6+3=(33)	9-3=4+(2)	3+4=9(-)2
5+7+7=(19)	8(-)5=7-4	8(×)3=4×6
8-4(+)3=7	5+3=4+(4)	37-7=5(×)6
16÷4+5=(9)	3+9+(9)=3×7	5+9=7+(7)
3(×)4×2=24	(7)+7=5+9	13-5=(4)+4
4+7-4=(7)	4×8=27+(5)	(6)+8=5+9
8+7+4=(19)	6+8-4=(10)	5×2+12=(22)
7+5+2=(14)	4(×)4=2×8	7+9=8+(8)
18÷3+2=(8)	12-7=(3)+2	8×2=9+(7)
3×7+4=(25)	36÷4=3+(6)	9-7=5(-)3
8+9(-)5=12	8×6=(11)+37	9+8=12+(5)
(4)+8-7=5	5×3=19(-)4	9+9=3(×)6
8÷4×2=(4)	16(÷)4=7-3	12÷3=2+(2)

4일(회)　월　　일

34페이지 해답 ▼

8 - 5 = (3)	3+5+9=(17)	7 - 2 + 3 = (8)
9 - 3 = (6)	7 - 6 + 7 = (8)	9×3-2=(25)
8 - 2 = (6)	4+7+2=(13)	7 - 6 + 9 = (10)
18 ÷ 3 = (6)	5+5+3=(13)	3 + 3 - 2 = (4)
8 - 3 = (5)	8÷2+7=(11)	7+8-2=(13)
24 ÷ 4 = (6)	5+3(+)6=14	5+8+3=(16)
6 + 9 = (1 5)	11-6+5=(10)	16+7(+)8=31
7 × 4 = (2 8)	9 - 3 - 1 = (5)	7+3+9=(19)
9 (+) 8 = 1 7	8 - 5 + 4 = (7)	5×3+4=(19)
7 - 3 = (4)	4 + 3 - 2 = (5)	32(÷)4-3=5
18 ÷ 6 = (3)	5(×)3+6=21	8+9-7=(10)
5 (×) 4 = 2 0	4 + 7 - 2 = (9)	12-5-2=(5)
8 - 5 = (3)	5×7-3=(32)	8 + 8 (-) 9 = 7
10 + 7 = (17)	8+8-2=(14)	4×2+12=(20)
6 + 8 = (1 4)	6×4+6=(30)	9+9-2=(16)
1 4 (÷) 2 = 7	9+12(-)7=14	7 × 2 - 8 = (6)
8 × 6 = (4 8)	18÷6+4=(7)	18-7-2=(9)
1 2 - 5 = (7)	4×6+8=(32)	6-2+9=(13)
18 - 7 = (1 1)	10×3+3=(33)	13+3-2=(14)
6 × 9 = (5 4)	8-4+13=(17)	12×2+6=(30)

35페이지 해답 ▼

9+6-3=(12)	8+5=4+(9)	5 - 2 = 8 - (5)
9(-)3+6=12	9 - 6 = 7 - (4)	6×3=2(×)9
5 + 7 - 4 = (8)	8+7=(9)+6	9 - 6 = 6 - (3)
10÷5+6=(8)	4(×)5=12+8	6+3=5(+)4
7 - 5 + 4 = (6)	8 ÷ 2 = 2 + (2)	6+8=2(×)7
28÷4+8=(15)	9 + 3 = 3 (×) 4	8 + 7 = 3 × (5)
(9)+6+9=24	9 - 6 = 9 (÷) 3	5 + 7 = 6 + (6)
2(×)4+4=12	8 - 3 = 3 + (2)	8+3=17(-)6
7+7+4=(18)	(12)-5=4+3	4 (×) 3 = 5 + 7
7 - 2 + 4 = (9)	7 + 3 = 5 (+) 5	32(÷)8=2+2
24÷2+7=(19)	9 + 9 = 2 (×) 9	7+9=2(×)8
5×7+5=(40)	7 - 6 = 9 - (8)	18-5=4+(9)
7+7-4=(10)	5×8=34(+)6	8+8=4×(4)
10+4+5=(19)	(16)-4=3×4	5 × 2 = 3 + (7)
8 (-) 3 + 4 = 9	5×(4)=14+6	8 (+) 4 = 6 + 6
12÷2+3=(9)	5 + 7 = 6 (+) 6	5×2×4=(40)
4×6(×)2=48	18÷6=9-(6)	8 - (3) = 2 + 3
8+13-2=(19)	5×6=23+(7)	(15)-8=4+3
7 + 8 - (7) = 8	14(×)3=34+8	9 - 7 = 8 (÷) 4
9 ÷ 3 + 2 = (5)	36(÷)4=3×3	24÷4=3+(3)

5일(회)　월　　일

40페이지 해답 ▼

```
18-15=(3)     8+5+2=(15)    4-2+4=(6)
16-3=(13)     7-6+5=(6)     8×3-7=(17)
7 - 2 = ( 5 )  5+7+4=(16)    7-6+2=(3)
2 1÷3 = ( 7 )  6+5+3=(14)    5+3-4=(4)
27-16=(11)    8÷2+8=(12)    4+8-2=(10)
2 4÷3 = ( 8 )  4+3(+)6=13    5+8+3=(16)
7+16=(23)     15-6+7=(16)   7(×)3-8=13
13×3=(39)     8-3-3=(2)     3+3+2=(8)
9 + 8 = ( 17 )  9-5+8=(12)    4×3+4=(16)
15(-)4=11     5+3(-)5=3     28-7-2=(19)
3 2÷4 = ( 8 )  9+5+9=(23)    8+9-4=(13)
3(×)12=36     8+2-2=(8)     12-5+4=(11)
15-5=(10)     4×2+6=(14)    8+8(-)9=7
18+16=(34)    5+2-2=(5)     6×2+3=(15)
8 ( + ) 7 = 1 5  8(÷)4+5=7     7+9-3=(13)
14÷2 = ( 7 )   6+2-5=(3)     6×2(-)4=8
4×12=(48)     18÷3+3=(9)    8+3+2=(13)
9+12=(21)     7×2+2=(16)    8-5+2=(5)
17+8=(25)     11×3+4=(37)   4+9+3=(16)
5 × 6 = ( 3 0 )  7-4+9=(12)    5×5+7=(32)
```

41페이지 해답 ▼

```
5(×)8+5=45    4+5=3+(6)     5-2=8(-)5
9+4+3=(16)    9-6=7(-)4     6×3=9(×)2
4(+)5-2=7     7+3=15-(5)    9-6=6-(3)
18×2+6=(42)   5+5+7=(17)    19-5=2(×)7
8(-)6+3=5     10÷2=3+(2)    5+8=7+(6)
36÷4+5=(14)   (6)+6=3×4     8+7=6+(9)
5×6+4=(34)    7(-)3=2+2     7+8=19-(4)
6×4+7=(31)    6+3=3(×)3     3+4=9(-)2
(4)+9+8=21    45(÷)5=4+5    3×3=6+(3)
6+5-3=(8)     5+3=6+(2)     4×7=14+(14)
13×3+7=(46)   9+9=3(×)6     (10)-7=5-2
4(×)4×2=32    5+7=6(+)6     9-5=8(-)4
9÷3+8=(11)    8(×)2=7+9     8-(6)=5-3
8+6+(7)=21    6+8=5+(9)     2×12=3(×)8
5+9+7=(21)    4×6=17+(7)    5+9=8+(6)
14×2-5=(23)   6+12=3×(6)    (3)×4=5+7
5×6(÷)6=5     18÷6=7-(4)    8-7=9(-)8
3(+)9-5=7     5(×)6=23+7    8+8=2(×)8
5+7-7=(5)     6×3=9+(9)     49(÷)7=4+3
8÷2+6=(10)    6-4=8-(6)     16÷4=2+(2)
```

212

6일(회) 월   일

46페이지 해답 ▼

18 - 5 = (13)	4+5+9=(18)	8 - 6+8=(10)
24 - 6 = (18)	9 - 6+2 = (5)	6×3 - 7=(11)
16 - 12 = (4)	4+7+1=(12)	7 - 4+3 = (6)
15 ÷ 3 = (5)	8+5+2=(15)	4 + 8 - 5 = (7)
17 - 6 = (11)	12÷2+9=(15)	8 + 4 - 6 = (6)
24 (÷) 4 = 6	4(×)3+6=18	3×8+7 = (31)
16+9 = (25)	7 - 6+8 = (9)	5+7 - 2 = (10)
6 × 6 = (36)	7 - 3+5 = (9)	8+9(+)4=21
14(×)4 = 56	9 - 5(+)8=12	4×3+6 = (18)
27 - 14 = (13)	6+3 - 2 = (7)	33 - 7 - 2=(24)
48 ÷ 6 = (8)	4+9+3=(16)	8+9 - 9 = (8)
4×12 = (48)	8+7 - 2 = (13)	17 - 2 - 6 = (9)
18 - 5 = (13)	7×8 - 7 = (49)	4+8 - 2 = (10)
19+17 = (36)	4 + 8 - 6 = (6)	5×2+12 = (22)
8 (+) 18 = 26	8×4+3=(35)	3(×)9 - 8 = 19
26 ÷ 2 = (13)	7(+)12 - 7=12	6×2+4 = (16)
3 × 12 = (36)	18÷6+2=(5)	6 - 3+3 = (6)
32 - 25 = (7)	4×6+4=(28)	25(÷)5+8=13
18 - 7 = (11)	13×3+2=(41)	11+9 - 2 = (18)
14×2 = (28)	6 - 4+9 = (11)	20÷4×8=(40)

47페이지 해답 ▼

5 + 8 - 7 = (6)	3+5=(14) - 6	8 - 2 = 9 - (3)
(8) - 3+6=11	9 - 6 = 7 - (4)	7(×)3=14+7
4+8 - 2=(10)	8 (+) 7 = 9+6	7 (-) 3 = 2+2
18÷3+6=(12)	6 + 5 = 7+(4)	6 + 3 = 5+(4)
8÷2+6=(10)	8 ÷ 2 = 9 (-) 5	8 (-) 2 = 3 + 3
36÷4+5=(14)	4 (+) 6 = 3 + 7	7 (+) 7 = 6 + 8
36(÷)6+9=15	9 (÷) 3 = 2 + 1	3 + 8 = 6 + (5)
7(×)4+4=32	7 - 3 = 9 (-) 5	3 × 4 = 2 (×) 6
4(+)9+8=21	8 - 5 = 7 - (4)	3 × 3 = 5 + (4)
6 + 5 - 4 = (7)	24(÷)6=6 - 2	7 - 2 = 3 + (2)
12×3 - 6=(30)	3 (×) 4 = 7 + 5	6 ÷ 2 = 6 - (3)
6÷2+6=(9)	9 - 3 = 2 + (4)	19 - 7 = 3 (×) 4
8 + 4 - 3 = (9)	5×8=36+(4)	4 + 8 = 6 + (6)
5+5+7=(17)	(22) - 4=3×6	5 × 2 = 3 + (7)
3 + 7 (-) 8 = 2	5×4=(5)+15	5 + (7) = 3 × 4
16+2 - 9=(9)	9 - (2) = 3 + 4	4 × 2 = 9 (-) 1
4×7+2=(30)	30÷6=7 - (2)	(14) - 7=4+3
5+9 - 4=(10)	6×8=45+(3)	4+12=7+(9)
6 + 6 - 4 = (8)	5 × 3 = 8 (+) 7	19 - 9 = 4+(6)
5×4(×)2=40	9 - 4 = 2 + (3)	7×3=16(+)5

7일(회)   월   일

54페이지 해답 ▼

13+5=(18)	8+5+3=(16)	7-6+2=(3)
17-6=(11)	7-6+2=(3)	5×3+7=(22)
6+15=(21)	9+7+7=(23)	7-6+8=(9)
24÷3=(8)	8+5+8=(21)	4+3+4=(11)
29-16=(13)	16÷2+6=(14)	4+8+2=(14)
27÷3=(9)	5+3+2=(10)	4+8-4=(8)
14+19=(33)	14-6+1=(9)	8-7+3=(4)
9(×)4=36	4(×)3-2=10	8+3+9=(20)
9(+)8=17	7-5+4=(6)	3×3+7=(16)
15-13=(2)	6+3-2=(7)	9-7(+)8=10
54÷6=(9)	7+9(+)3=19	6+9-3=(12)
13×2=(26)	6+7-4=(9)	14-5-2=(7)
7(×)4=28	4×8-13=(19)	5(×)8-9=31
7+27=(34)	8+8-3=(13)	4×2+17=(25)
31+8=(39)	5×4+9=(29)	3+9-3=(9)
25(÷)5=5	8(÷)2+7=11	4×2+8=(16)
4×6=(24)	8+6+18=(32)	7+5+4=(16)
12-5=(7)	5×6+8=(38)	24-8+8=(24)
28-17=(11)	12×3+3=(39)	17+9-9=(17)
5×6=(30)	6-4+13=(15)	35(÷)7+3=8

55페이지 해답 ▼

4×5-4=(16)	7+5=3+(9)	6-2=9-(5)
7-2+7=(12)	7-6=8-(7)	4×3=2(×)6
5(+)5-2=8	(42)÷7=3+3	9-6=6(-)3
8×4+6=(38)	8+(5)=4+9	7+3=2(+)8
7-4+6=(9)	6÷2=7-(4)	8-2=9-(3)
24÷6+4=(8)	7+3=5+(5)	3+8=7+(4)
6+3+7=(16)	6+3=27(÷)3	7+8=3×(5)
7×4(+)4=32	9-3=3(×)2	9+3=6(×)2
9÷3+7=(10)	8-5=9-(6)	4×3=7+(5)
8(÷)4+3=5	7+3=6+(4)	35-7=4×(7)
8÷2+7=(11)	12(+)5=9+8	7+9=8+(8)
6(×)4×3=72	6(×)6=27+9	8(-)3=9-4
3×8-5=(19)	7×2=6+(8)	9(÷)3=7-4
9+5+4=(18)	5+8=4+(9)	4×2=3+(5)
4(+)7+8=19	3×6=2(×)9	6+9=3×(5)
9÷3+9=(12)	8+12=4(×)5	6×2=8+(4)
8+6-2=(12)	12÷4=2(+)1	8-(2)=4+2
6+12-4=(14)	7×6=28+(14)	12+(8)=4×5
5+6-3=(8)	12×2=14+(10)	3×8=(9)+15
9-4+7=(12)	12÷(4)=12-9	7+6=19-(6)

8일(회)　월　　일

60페이지 해답 ▼

24+18=(42)	8+6+3=(17)	9+2+8=(19)
19-16=(3)	9+5-4=(10)	6×4-4=(20)
9+15=(24)	3+7(+)3=13	7-5+3=(5)
36÷3=(12)	7+4+7=(18)	4+7(+)5=16
27-16=(11)	8÷4+3=(5)	4+7-6=(5)
16(÷)4=4	4+2+6=(12)	4+7+7=(18)
6+19=(25)	13-5+3=(11)	6+7(+)8=21
2×14=(28)	7(×)3-2=19	7+2+12=(21)
19+18=(37)	9-4+8=(13)	3(×)3×3=27
22(-)13=9	8+2-5=(5)	34-7-8=(19)
24÷6=(4)	9(÷)3+4=7	7+8-7=(8)
6(÷)2=3	3+6-6=(3)	18-4-6=(8)
24-15=(9)	4×8-12=(20)	7+6-9=(4)
24(+)17=41	4+7-4=(7)	4×5+2=(22)
3+18=(21)	7×3+6=(27)	7+8-8=(7)
24÷2=(12)	8+8-7=(9)	6×5+4=(34)
3×12=(36)	18÷9+7=(9)	9+5+9=(23)
12-5=(7)	4×5+8=(28)	26-5+8=(29)
28-17=(11)	13×2+9=(35)	12+7-7=(12)
4×7=(28)	8-5+16=(19)	8+7+3=(18)

61페이지 해답 ▼

7+5-3=(9)	6+5=7(+)4	8(-)2=9-3
7-4+8=(11)	8-2=3+(3)	8(÷)4=5-3
3×5+2=(17)	6+7=5(+)8	8-4=2+(2)
8+12-7=(13)	25(-)7=3×6	8+3=5+(6)
9-4+8=(13)	6÷2=7-(4)	8-6=7-(5)
24(÷)4+3=9	7+6=8(+)5	8-2=9(-)3
3+7+4=(14)	12-6=2(×)3	3(+)6=3×3
4×4+4=(20)	6(-)2=9-5	6+3=4+(5)
5+5+4=(14)	6+8=7+(7)	3(×)6=2×9
9-4(-)3=2	9(-)5=7-3	30-7-8=(15)
8÷4(+)6=8	9+9=2(×)9	5+9=(2)×7
3×4-2=(10)	9+7-6=(10)	16-6=5+(5)
9+8-3=(14)	3×8=4(×)6	(23)-9=8+6
12+6+4=(22)	8+8=2×(8)	3×2+12=(18)
9(÷)3+8=11	3(×)4=6+6	6+9-8=(7)
8÷2+5=(9)	9-3=2×(3)	2×4=48(÷)6
2×6+7=(19)	12÷6=18(÷)9	9-2=4+(3)
6+9-5=(10)	3×6=9+(9)	21-8=7+(6)
9+3-7=(5)	2(×)3=4+2	16(÷)2=2×4
3×6(×)2=36	9-4=3+(2)	7×3=9+(12)

9일(회)   월   일

66페이지 해답 ▼

28-25=(3)	9+2+3=(14)	7-2+8=(13)
26-16=(10)	7-5+4=(6)	6×3+5=(23)
8+12=(20)	8+6+3=(17)	7-2+3=(8)
24÷3=(8)	5+2+7=(14)	6+3-5=(4)
28(-)16=12	4(÷)2+3=5	5+4-6=(3)
12÷3=(4)	4+9+6=(19)	5+2+7=(14)
15+9=(24)	15-2+3=(16)	7+4+8=(19)
6×4=(24)	6(×)3-2=16	4+3(+)4=11
18+8=(26)	7-5+3=(5)	4×6+12=(36)
35-23=(12)	6+3-2=(7)	36+7-8=(35)
36÷6=(6)	4+9(+)9=22	6+4-7=(3)
14(×)2=28	6+7-2=(11)	14-2-6=(6)
28-15=(13)	7×8-22=(34)	9+7-9=(7)
13+17=(30)	7+8-8=(7)	4+2+12=(18)
7(+)8=15	4×4+2=(18)	4+6-8=(2)
48÷12=(4)	4+5-7=(2)	3×2+14=(20)
4×12=(48)	18÷3+7=(13)	9-7(+)9=11
27+12=(39)	4×6+3=(27)	23-8+8=(23)
25-17=(8)	11×2+9=(31)	16+9-7=(18)
19×2=(38)	6-2+8=(12)	14(÷)7×3=6

67페이지 해답 ▼

6+9-2=(13)	5+3=4+(4)	2+8=6+(4)
9(-)3+6=12	9(-)6+4=7	6×3=2(×)9
6+7+4=(17)	5+7(+)3=15	9-6=7(-)4
8÷2+5=(9)	4+5=3(×)3	9+3=6+(6)
9+7-4=(12)	8÷2=9-(5)	8-6=7-(5)
8+3+6=(17)	3+6=3×(3)	7(+)8=6+9
5+6(+)9=20	12(-)6=3+3	9+7+8=(24)
8×7-7=(49)	9-3=2(×)3	3+4=9(-)2
5+9+8=(22)	8-5+8=(11)	3×3=27(÷)3
9-4(-)3=2	8(÷)2=2+2	20-7=6+(7)
2×4+7=(15)	4+9=7(+)6	9-3=2+(4)
3(×)6+8=26	7+7=5+(9)	9-2=2+(5)
4+9-4=(9)	6(×)2=5+7	8(+)8=2×8
18(÷)6+4=7	16(÷)4=1+3	5×2=7+(3)
6+7(+)8=21	8÷4=7(-)5	7+9=8+(8)
8÷2+9=(13)	8+12-7=(13)	2×4=3+(5)
5(×)3×2=30	18÷6=7-(4)	7+4=6+(5)
9÷3+8=(11)	5×6=9+(21)	2×8=4(×)4
8+4-7=(5)	3+9=4×(3)	9-7=5-(3)
6+6-2=(10)	7-4=9(÷)3	14÷7=7-(5)

10일(회)   월   일

72페이지 해답 ▼

24-15=(9)	7+7+8=(22)	6-2+4=(8)
8+26=(34)	7-6+7=(8)	8×3-9=(15)
25+15=(40)	5+7+4=(16)	7-6+5=(6)
20÷2=(10)	4+5+2=(11)	4+3-3=(4)
37-16=(21)	12÷2+6=(12)	5+8-8=(5)
36÷4=(9)	5(×)3+6=21	8+8+2=(18)
26+9=(35)	10-6+9=(13)	9+7+3=(19)
3(×)14=42	16-3-7=(6)	4+3+4=(11)
14+18=(32)	9-5+2=(6)	4×3+4=(16)
19-13=(6)	3+3-2=(4)	20-7(-)8=5
18÷6=(3)	5+9+4=(18)	6+9-6=(9)
4×11=(44)	5+7(-)6=6	8(÷)2+6=10
65-35=(30)	8(÷)2+12=16	8+8-4=(12)
18-12=(6)	7+8-7=(8)	4×2+12=(20)
8(+)18=26	4×4+3=(19)	3+9-5=(7)
24÷12=(2)	9+12+4=(25)	5(×)2×4=40
16×2=(32)	24÷6+5=(9)	18-3+4=(19)
22(-)15=7	5×6+2=(32)	12+3-2=(13)
27-17=(10)	12×3+2=(38)	13+2-7=(8)
3×12=(36)	6-4+18=(20)	21÷7+6=(9)

73페이지 해답 ▼

6+9-4=(11)	7+5=3+(9)	5-2=8(-)5
5(-)3+6=8	9(-)2=4+3	3×3=3+(6)
3×6(+)6=24	5+3=2(×)4	9-2=42(÷)6
8÷2+8=(12)	4+5=6(+)3	7+3=4+(6)
7(-)4+3=6	4(×)3=6+6	8(-)3=4+1
2×4+5=(13)	5+6=4+(7)	5+8=7+(6)
3+6(+)9=18	17(-)9=5+3	7+8=6+(9)
3(×)5-8=7	8-3=7-(2)	5+3=14-(6)
9(×)3÷3=9	7+8=6+(9)	5×3=7+(8)
6÷2+8=(11)	5+3=6+(2)	32-7=5(×)5
12÷4+4=(7)	9(÷)3=7-4	8+7=6+(9)
4×2(×)3=24	5+7=6(+)6	9-6=7-(4)
8(÷)2+3=7	4×2=5+(3)	8(÷)4=7-5
18(÷)6+5=8	8(÷)4=8-6	4×2=4+(4)
5+8+8=(21)	4×6=3(×)8	7+9=8+(8)
3+8(-)9=2	5+12=8+(9)	4×4=6+(10)
2(+)3+4=9	18÷6=7(-)4	8-7=6(-)5
7(+)2-5=4	6×8=8+(40)	2(×)8=9+7
6+7-7=(6)	15÷3=2(+)3	17-7=4+(6)
4+6+8=(18)	16÷4=2×(2)	7×3=14+(7)

11일(회)   월   일

78페이지 해답 ▼

26-5=(21)	8+4+3=(15)	7-2+2=(7)
45-36=(9)	7+4-4=(7)	4×3-6=(6)
5+12=(17)	9+4+3=(16)	9-6+7=(10)
46÷2=(23)	4+5(+)7=16	6+3-4=(5)
17-6=(11)	6×2+3=(15)	3+8-9=(2)
44÷4=(11)	7+8+6=(21)	8(÷)2+7=11
16+9=(25)	8-7+3=(4)	5+7+2=(14)
2(×)14=28	7-4+2=(5)	7+3+7=(17)
21+8=(29)	8-4+8=(12)	4×3-5=(7)
38-23=(15)	3(×)3-5=4	40-7-8=(25)
48÷6=(8)	6+4+9=(19)	4+9-2=(11)
16×2=(32)	5+4-6=(3)	17-5(-)6=6
28-15=(13)	6×4-12=(12)	3+8-7=(4)
17+7=(24)	8(÷)2+4=8	4×2+14=(22)
6+17=(23)	5×2+6=(16)	8+4-2=(10)
26(÷)2=13	6+17-7=(16)	5(×)2×4=40
3×12=(36)	24÷6+2=(6)	8+3+2=(13)
32-25=(7)	6×3+8=(26)	7-2+4=(9)
42(-)37=5	8×3+9=(33)	6+9-7=(8)
3×12=(36)	7-2+16=(21)	28-8+3=(23)

79페이지 해답 ▼

12(+)4-7=9	3+5=2+(6)	7-2=9(-)4
7+4(-)2=9	7(-)2=8-3	3×4=5+(7)
8+4-2=(10)	4+7=5(+)6	7-3=9(-)5
18÷3+5=(11)	15(-)8=3+4	9-5=7-(3)
3(×)3+6=15	8÷2=7-(3)	7+8=5(×)3
8÷4+8=(10)	3+6=3(×)3	5+8=7+(6)
48(÷)8+3=9	42(÷)6=4+3	6+7=9+(4)
15(÷)5+3=6	3×2=3(+)3	7+3=4+(6)
9+4+3=(16)	8-2=4+(2)	5×3=8+(7)
3(×)4-3=9	4(×)3=7+5	27-8=9+(10)
12÷3+7=(11)	9+9=2×(9)	9-3=4(+)2
4(×)4-8=8	4+7=6+(5)	21(÷)3=6+1
6+4+9=(19)	5×3=8(+)7	9+9=3(×)6
5×2+3=(13)	8+8=2×(8)	4(×)4=2×8
6+7(+)8=21	6×4=3+(21)	8-3=9-(4)
5+8(+)9=22	9+12=6+(15)	2×4=3+(5)
5×9+5=(50)	18÷6=8(-)5	8-1=5+(2)
5+12-8=(9)	4(×)6=3×8	12+8=7+(13)
6+8(-)7=7	4×3=19-(7)	13+9=7+(15)
4+5+9=(18)	4+16=7+(13)	28÷7=2+(2)

218

12일(회)   월   일

84페이지 해답 ▼

9 - 5 = (4)	7+3+3=(13)	5 - 2 + 4 = (7)
8 - 3 = (5)	7 - 3 + 4 = (8)	8×3-12=(12)
2 × 16 = (3 2)	6+7(+)3=16	9 - 6 + 4 = (7)
6 ÷ 3 = (2)	4+3+7=(14)	4 + 3 - 4 = (3)
7 + 3 = (1 0)	9÷3+3=(6)	32(÷)8+4=8
1 2 (÷) 3 = 4	3+7+6=(16)	9+8+6=(23)
9 + 6 = (1 5)	15(-)6+3=12	4+7+2=(13)
8 × 4 = (3 2)	7 - 3 - 2 = (2)	7+3+16=(26)
6 + 8 = (1 4)	8 - 7 + 8 = (9)	4×3+3=(15)
6 - 3 = (3)	3(×)3-5=4	39-7-4=(28)
1 2 ÷ 4 = (3)	9+4+9=(22)	8+9-3=(14)
5 × 4 = (2 0)	7 + 3 - 6 = (4)	7(×)5-6=29
7 (×) 8 = 5 6	4×2-6=(2)	5 + 8 - 4 = (9)
15+6=(21)	6 + 4 - 4 = (6)	4×2+12=(20)
7 (+) 7 = 1 4	7×2+6=(20)	7+9-2=(14)
6 ÷ 2 = (3)	12(÷)3+7=11	6 × 2 - 7 = (5)
5 × 2 = (1 0)	18÷3+7=(13)	6(+)9+4=19
1 2 - 5 = (7)	4 × 3 - 8 = (4)	6-4+9=(11)
18 - 7 = (1 1)	7×4+9=(37)	11+9-7=(13)
16 × 3 = (4 8)	8-7+16=(17)	21÷3×3=(21)

85페이지 해답 ▼

6 + 6 (-) 6 = 6	8 + 5 = 7 + (6)	9 (-) 3 = 2 × 3
3 + 8 - 3 = (8)	7 (-) 2 = 3 + 2	8×3=9+(15)
5×8(+)6=46	5 + 7 = 4 (+) 8	7 - 6 = 8 - (7)
6÷2+7=(10)	6 + 5 = 7 + (4)	5 (×) 3 = 7 + 8
7 (-) 6 + 3 = 4	8 (÷) 2 = 2 + 2	8 - 6 = 9 (-) 7
8÷4+9=(11)	8 + 6 = 7 + (7)	5 + 8 = 7 + (6)
7+8+9=(24)	15(÷)3=2+3	7 + 8 = 6 + (9)
3×4+5=(17)	8 - 3 = 9 (-) 4	3 (×) 3 = 4 + 5
24(÷)6+5=9	9 - 4 = 3 + (2)	4 × 3 = 2 (×) 6
4(×)4-4=12	5 + 3 = 4 + (4)	38-8=5(×)6
12÷2+3=(9)	9 + 9 = 2 (×) 9	8 + 7 = 6 + (9)
5+4+5=(14)	8 + 7 = 9 + (6)	21(÷)7=7-4
5 + 8 - 6 = (7)	4 (×) 3 = 7 + 5	8 + 8 = 2 × (8)
7×2(×)3=42	5 + 8 = 6 + (7)	6 × 2 = 3 (×) 4
8 + 7 (-) 8 = 7	9 (÷) 3 = 6 - 3	7 + 9 = 8 + (8)
6+8+4=(18)	12(-)7=2+3	3×2×4=(24)
3 (+) 9 - 7 = 5	18÷6=7-(4)	7 + 9 = 8 + (8)
9+12-8=(13)	4×8=(38)-6	27-9=3×(6)
7 (+) 8 - 7 = 8	11×3=26+(7)	9 - 7 = 8 - (6)
5×8+2=(42)	4(+)16=4×5	28(÷)4=3+4

92페이지 해답 ▼

16+12=(28)	4+5+2=(11)	7+9+8=(24)
18+16=(34)	9-6+13=(16)	5(×)3+4=19
17-12=(5)	3+7+6=(16)	9-4+3=(8)
27÷3=(9)	7+5+4=(16)	4+7-5=(6)
27-6=(21)	8÷2+2=(6)	36(÷)4-6=3
28(÷)4=7	3+3+2=(8)	3+8(+)7=18
17+9=(26)	22-8+3=(17)	2+4+8=(14)
11×4=(44)	9-5-2=(2)	3+8+8=(19)
18+8=(26)	6-4+8=(10)	4(×)3-3=9
32-18=(14)	3+7-5=(5)	30-2-8=(20)
36÷6=(6)	7+6+9=(22)	6+3-7=(2)
6×4=(24)	3+7(-)6=4	12-2-6=(4)
18+18=(36)	5×4-12=(8)	6+6-9=(3)
17+6=(23)	5+8-4=(9)	5×4+12=(32)
17+18=(35)	4×7+6=(34)	4+12-8=(8)
16÷2=(8)	42(÷)7+3=9	6×6-14=(22)
4×12=(48)	18÷6+8=(11)	8-5+9=(12)
22-15=(7)	6×6+2=(38)	4-2+8=(10)
28(+)17=45	12×3(-)9=27	8+4-7=(5)
4(×)12=48	5-4+14=(15)	2×7-3=(11)

93페이지 해답 ▼

3×6-8=(10)	4+5=3×(3)	8-2=2(×)3
8(+)4-3=9	9(-)4=7-2	6×3=9(+)9
3×7+4=(25)	4+7=6+(5)	7(-)3=5-1
10(÷)2+3=8	8(+)5=7+6	4(+)3=9-2
9(-)4+3=8	12÷2=2(×)3	8+8=6+(10)
4+8+8=(20)	4+3=9(-)2	8+7=4+(11)
6+7-4=(9)	7-6=2(÷)2	5(+)8=6+7
4(×)4-8=8	7-3=6-(2)	5(×)3=7+8
4(×)3-8=4	9-5=8-(4)	4×3=6(+)6
7+4-2=(9)	6+3=18(-)9	7(-)2=9-4
9-4+6=(11)	4+9=7(+)6	8+9=7+(10)
14-4+5=(15)	7-6=9-(8)	17-9=9(-)1
9(÷)3+9=12	3×8=6+(18)	14(÷)7=5-3
10(+)6-7=9	4(+)8=5+7	2×12=8+(16)
8×7+3=(59)	8×4=6+(26)	3+9=6+(6)
6×2-4=(8)	7+12=8+(11)	6×2=7(+)5
3+9(+)12=24	9÷3=7-(4)	8-2=9-(3)
4+12(-)9=7	4×6=3(×)8	25-7=9+(9)
6+8-4=(10)	13×3=7+(32)	12+9=3(×)7
4+6-3=(7)	6-4=7(-)5	27(÷)3=3×3

14일(회) 월   일

98페이지 해답 ▼

28-15=(13)	3+5+3=(11)	9-2+8=(15)
42-13=(29)	7+6+4=(17)	5×3-9=(6)
3×8=(24)	3×7(+)3=24	9-6+8=(11)
12÷3=(4)	3+5+7=(15)	24(÷)3-5=3
18-16=(2)	12÷2+3=(9)	3+8-6=(5)
20÷4=(5)	4+3+6=(13)	5+8+7=(20)
14(×)3=42	24-6+8=(26)	4+7+8=(19)
3×13=(39)	9-3-2=(4)	4+3+12=(19)
26+19=(45)	8-5+8=(11)	4(×)3-3=9
6-4=(2)	8+3-5=(6)	4+7(+)8=19
24÷6=(4)	5+9+2=(16)	8+9-7=(10)
14×2=(28)	3(×)7-6=15	8+5-6=(7)
6(+)18=24	4×8-8=(24)	3+8-9=(2)
4+17=(21)	8+8-4=(12)	6×2+12=(24)
7+8=(15)	5×4+6=(26)	4+9-8=(5)
18÷2=(9)	6+19(-)7=18	4×2×4=(32)
13(×)2=26	24÷6+7=(11)	8-2+9=(15)
12-5=(7)	5×6+8=(38)	7-5+8=(10)
38-27=(11)	14×3-9=(33)	6+9-7=(8)
4×12=(48)	8-4+16=(20)	4×3+4=(16)

99페이지 해답 ▼

8+5(-)7=6	8+5=3+(10)	7-2=9-(4)
7(-)3+6=10	7-4=9(-)6	5×3=8(+)7
6+5-7=(4)	9+7=5+(11)	7-3=2(×)2
4(+)6-8=2	8+7=3(×)5	4(×)3=5+7
9(-)6+3=6	24÷3=9(-)1	9-3=2(×)3
8÷4+8=(10)	3+6=3(×)3	8+7=3×(5)
4+4+9=(17)	14-6=2(×)4	8+8=9+(7)
16(÷)4+3=7	4×3=6+(6)	8+4=6×(2)
8+6+8=(22)	7-1=3×(2)	3×3=4(+)5
5(×)4-3=17	6+3=3(×)3	7×3=6+(15)
8÷4+3=(5)	9+9=2(×)9	6+9=8+(7)
3(×)5-8=7	6+7=9+(4)	14-5=3(+)6
6+5+4=(15)	7×8=7+(49)	9(-)1=4+4
9(÷)3+5=8	8(+)8=2×8	4×2+12=(20)
4+7+7=(18)	5×6=8+(22)	3(×)3=4+5
7+8(+)9=24	9(×)2=3×6	4×4=7(+)9
5+7+12=(24)	6+7=3+(10)	7-1=9-(3)
6(+)12-9=9	6(×)6=28+8	24(-)8=8+8
7+8-6=(9)	14×3=9+(33)	9-2=4+(3)
7+6-4=(9)	6+4=3+(7)	7×6=5+(37)

104페이지 해답 ▼

$18-5=(13)$	$3+6+7=(16)$	$6-5+4=(5)$
$26-13=(13)$	$7-4+5=(8)$	$5\times7+4=(39)$
$21+15=(36)$	$3+7-3=(7)$	$9-4+3=(8)$
$24(\div)3=8$	$3+8+7=(18)$	$6+8-5=(9)$
$27-16=(11)$	$8(\div)2+3=7$	$3+4-3=(4)$
$36\div3=(12)$	$3+3+6=(12)$	$6+6+7=(19)$
$6+19=(25)$	$9-3+4=(10)$	$7+7(+)8=22$
$3(\times)14=42$	$9(\div)3+5=8$	$5+8+4=(17)$
$21+18=(39)$	$6+8+8=(22)$	$3\times8+3=(27)$
$7+14=(21)$	$6+3-5=(4)$	$2(+)7+8=17$
$16\div4=(4)$	$7+4+9=(20)$	$4+4-5=(3)$
$3\times14=(42)$	$4+7(-)6=5$	$6+4-3=(7)$
$8-5=(3)$	$4\times8-4=(28)$	$4(\times)8-7=25$
$6(+)7=13$	$4+9-3=(10)$	$4\times2+7=(15)$
$17+8=(25)$	$4\times8+4=(36)$	$5+7-6=(6)$
$26\div2=(13)$	$6+6-7=(5)$	$5\times5+4=(29)$
$3\times16=(48)$	$42\div6+4=(11)$	$8-4+2=(6)$
$36-25=(11)$	$6\times4+8=(32)$	$3-2+7=(8)$
$17+18=(35)$	$6\times6-9=(27)$	$8-6+2=(4)$
$5\times6=(30)$	$6+4+8=(18)$	$6\times4+3=(27)$

105페이지 해답 ▼

$4+7-6=(5)$	$8+5=3+(10)$	$9-3=8-(2)$
$9-3+4=(10)$	$9(-)4=2+3$	$6\times4=7+(17)$
$9+5(-)6=8$	$3(+)5=17-9$	$7-3=9(-)5$
$8\div2+6=(10)$	$9+7=2(\times)8$	$4+3=2(+)5$
$7-6+4=(5)$	$8\div2=9-(5)$	$4+8=6+(6)$
$12\div4+7=(10)$	$4(\times)3=9+3$	$8+7=3(\times)5$
$6+6+6=(18)$	$13-6=4+(3)$	$6+8=7+(7)$
$5\times4+3=(23)$	$7-2=9-(4)$	$3(\times)4=2\times6$
$6+9(+)8=23$	$9-2=4+(3)$	$3\times5=7(+)8$
$7(-)4-2=1$	$9(-)5=2+2$	$34-7=6+(21)$
$8\div4+4=(6)$	$7+9=4+(12)$	$9-7=8-(6)$
$6\times4-5=(19)$	$3(\times)3=6+3$	$18(-)5=6+7$
$4+8-3=(9)$	$48(\div)8=9-3$	$7+9=4+(12)$
$4+6+9=(19)$	$4+8=7(+)5$	$4\times12=8+(40)$
$2(\times)7-8=6$	$7\times6=6+(36)$	$7+9=6+(10)$
$8\div2+8=(12)$	$8+12=3+(17)$	$6\times2=3(\times)4$
$8+3+8=(19)$	$35\div7=9(-)4$	$9+9=3\times(6)$
$3(\times)3-5=4$	$4\times8=7+(25)$	$3(\times)8=19+5$
$8+8-4=(12)$	$3\times3=3(+)6$	$12+9=8+(13)$
$6+6-5=(7)$	$8(\div)4=9-7$	$21\div7=7-(4)$

16일(회)   월   일

110페이지 해답 ▼

6+8-3=(11)	25+13=(38)	8-6+8=(10)
8-3+7=(12)	32-24=(8)	5×4+4=(24)
3×16=(48)	8+23=(31)	9+6-8=(7)
6÷2+8=(11)	25(-)7=18	5+8-7=(6)
8(-)6+3=5	18÷2=(9)	4+6-8=(2)
16÷4+9=(13)	33+16=(49)	3+7+8=(18)
6+5+7=(18)	39-16=(23)	7(+)9+8=24
6×8+2=(50)	36(÷)6=6	5+7+3=(15)
2(×)9+8=26	34-28=(6)	4×9-5=(31)
11-5+3=(9)	33-25=(8)	7+2-4=(5)
16÷4+9=(13)	39+9=(48)	7+9(-)7=9
4×7-6=(22)	16+17=(33)	5+4+6=(15)
5+7-3=(9)	5×8=(40)	3(×)6-9=9
2(×)6-7=5	38-24=(14)	4×6+4=(28)
5+9-8=(6)	4×4+6=(22)	5+9-4=(10)
6÷2+5=(8)	42(÷)6=7	5×7+6=(41)
5×8-2=(38)	24÷4=(6)	8-4+8=(12)
4+8-5=(7)	15×3=(45)	9-2+3=(10)
4+5+7=(16)	2×13=(26)	2+5+4=(11)
7×3-2=(19)	24+16=(40)	4×4+7=(23)

111페이지 해답 ▼

9+7-4=(12)	9+5=7+(7)	18(÷)9=7-5
6(×)3+6=24	7(×)2=14	7+8=5(×)3
8×5+6=(46)	8(+)7=15	5+2=12(-)5
8+9+9=(26)	8×4+8=(40)	5×5=7+(18)
7(-)4=9-6	8-(6)+8=10	14÷(2)=3+4
6(×)6=27+9	12÷4+7=(10)	4(×)3=6+6
8×6=39+(9)	3(×)6-9=9	15-6=3(×)3
16(÷)4=7-3	6×4+6=(30)	6(÷)2=7-4
8+6=5+(9)	8+9(+)8=25	7+8=3×(5)
5×9=6+(39)	5-4+6=(7)	6+3=4+(5)
9÷3=7(-)4	8÷4+3=(5)	9+9=2(×)9
3×4=6+(6)	5×4+4=(24)	6+7=5+(8)
7(+)9=2×8	8+8(-)5=11	7×2=5+(9)
6×3=2(×)9	13+6-4=(15)	7(+)8=3×5
8÷2=8-(4)	8+7+6=(21)	4×6=7+(17)
8+9=5+(12)	8÷2+9=(13)	16(-)7=3×3
9(÷)3=8-5	4×6+5=(29)	18÷6=7-(4)
12÷4=7-(4)	21(÷)7+5=8	4×8=6+(26)
32÷4=3(+)5	5+8-5=(8)	5×3=8+(7)
8+8=7(+)9	4×6+9=(33)	56(÷)7=2×4

17일(회)   월   일

116페이지 해답 ▼

5+7-2=(10)	35+13=(48)	6+8+8=(22)
7-4+5=(8)	42-24=(18)	6×6+4=(40)
8(×)8=64	27(×)3=81	9-5+3=(7)
6÷2(+)3=6	24+15=(39)	5+7-5=(7)
7-5+3=(5)	16(÷)2=8	4+5-6=(3)
14+3=(17)	23+16=(39)	6+6+7=(19)
5+3+9=(17)	31-23=(8)	8(-)2+8=14
3×8+4=(28)	48-32=(16)	7+5-4=(8)
3+8=(11)	32-18=(14)	5×3+4=(19)
7-2-3=(2)	33-25=(8)	9+3-5=(7)
2×8+3=(19)	29+9=(38)	8(÷)4+7=9
6×7+5=(47)	47-36=(11)	7+8-3=(12)
6(×)8-5=43	5×8=(40)	6+7+9=(22)
2+7+7=(16)	38(-)27=11	6×6-8=(28)
5+4+8=(17)	2×17=(34)	5+9(-)8=6
12÷6+4=(6)	32-17=(15)	5×8-4=(36)
5×3+2=(17)	24÷3=(8)	9-5+5=(9)
5(×)2+5=15	6×8=(48)	7+2-5=(4)
4+6-7=(3)	3×16=(48)	6+9-7=(8)
4+4+2=(10)	24+16=(40)	3×7+3=(24)

117페이지 해답 ▼

4(×)6=7+17	4+9-6=(7)	7+5=6(+)6
7+4=5(+)6	8(-)3+6=11	7-6=9-(8)
3×8=6+(18)	5+4-6=(3)	5+7=(16)-4
5(+)8=7+6	8÷2+8=(12)	4+5=3×(3)
7(-)3=2+2	7-6+4=(5)	12÷2+3=(9)
4+6=7+(3)	28÷4+9=(16)	5×3=7(+)8
6+6(+)9=21	18-6=5+(7)	9+7+7=(23)
35(÷)5=4+3	5×4+6=(26)	27(÷)3=3+6
6+7=4(+)9	4+9+7=(20)	9-2=4+(3)
4×9=8+(28)	9(÷)3+5=8	3+3-=3×(2)
27(÷)3=3×3	8÷4+3=(5)	5+9=(19)-5
6+8=5+(9)	4×4-5=(11)	5+7=4+(8)
8+9=7+(10)	5+8-3=(10)	4(×)2=4+4
5×2=2+(8)	18+6+4=(28)	7(+)8=3×5
12÷3=7(-)3	8(÷)2+5=9	4×7=6+(22)
5+9=4+(10)	7+2+5=(14)	9+12=3×(7)
3+9=3(×)4	8÷2+6=(10)	24÷6=9(-)5
16÷4=8-(4)	5(×)5-4=21	5×6=8+(22)
32÷4=4×(2)	7+4-7=(4)	15×3=9+(36)
7+7=3+(11)	6+4-2=(8)	32(÷)4=2×4

18일(회)   월   일

122페이지 해답 ▼

3+3+5=(11)	12+23=(35)	7-4+4=(7)
15-3+8=(20)	27-24=(3)	8×4-5=(27)
18×2=(36)	22+17=(39)	9-6+4=(7)
16÷2+7=(15)	16+17=(33)	4+3(+)5=12
8-6+7=(9)	18÷3=(6)	2+8-7=(3)
16÷4+4=(8)	13(×)3=39	28(÷)4+2=9
7+6+5=(18)	31-13=(18)	7+5+7=(19)
7×4+2=(30)	32-23=(9)	2+8+4=(14)
9(×)4+8=44	34-18=(16)	4×9+3=(39)
9-2-5=(2)	33(-)25=8	14+4-8=(10)
16÷4+5=(9)	31+17=(48)	9+3(-)7=5
7×4+8=(36)	37-26=(11)	4+4-6=(2)
5+8-4=(9)	3×8=(24)	2+7+9=(18)
28(÷)4+7=14	15+24=(39)	7×2+9=(23)
5+7+3=(15)	8×6=(48)	2+9-2=(9)
6÷2+7=(10)	28-17=(11)	6×2(-)4=8
6×5+2=(32)	36÷6=(6)	9+7+3=(19)
2+8-5=(5)	7×4=(28)	3-2+6=(7)
5+5+4=(14)	3×9=(27)	2+9-5=(6)
8×3-2=(22)	34(-)21=13	8×4-3=(29)

123페이지 해답 ▼

3(×)6=2×9	6+4-3=(7)	8+5=(9)+4
5+4=3(×)3	4-3(+)6=7	7(-)2=3+2
3×8=6+(18)	5+8-2=(11)	9+7+3=(19)
4+6=3+(7)	16÷4+6=(10)	4+5=(3)×3
9(-)4=2+3	7(-)6+3=4	6÷3=8-(6)
3+6=3×(3)	12÷4+6=(9)	7(+)8=3×5
5×6=8+(22)	5+7+9=(21)	8-6=9-(7)
45(÷)5=3×3	5×7+3=(38)	7-3=9(-)5
6+7=4+(9)	4(×)9+8=44	8+8=2×(8)
4×9=7+(29)	8-5+6=(9)	3(×)3=4+5
12+9=(3)×7	12÷4+3=(6)	6×7=9+(33)
8+8=2×(8)	6×7+7=(49)	7(+)7=2×7
5+9=7+(7)	64(÷)8-5=3	3×12=7+(29)
4×2=3+(5)	17+5+7=(29)	3+8=6+(5)
18÷2=(4)+5	9+7(+)8=24	4×6=(15)+9
8+9=4+(13)	16÷2+5=(13)	6+12=7+(11)
3+12=3×(5)	3×4+6=(18)	24÷6+7=(11)
24(+)8=4×8	3+12-4=(11)	6(×)6=43-7
36(÷)4=3×3	4+3-2=(5)	8×4=8+(24)
8+7=(3)×5	4+9-2=(11)	7-4=8-(5)

19일(회)　월　　일

130페이지 해답 ▼

4+2+5=(11)   19+23=(42)   9+4+8=(21)
6-3+6=(9)   32(-)14=18   7×3-8=(13)
5+5-3=(7)   23+13=(36)   7-2+3=(8)
6÷2+7=(10)   17+17=(34)   5+8-9=(4)
7-6(+)3=4   24÷4=(6)   3(×)8-6=18
12÷4+9=(12)   32(÷)16=2   7+5+7=(19)
5+6+4=(15)   31-13=(18)   8+7+8=(23)
3×4+5=(17)   39-32=(7)   7+8+4=(19)
4+9+4=(17)   31-18=(13)   5×7-7=(28)
9-4+7=(12)   42-25=(17)   3(×)5-7=8
16÷4+5=(9)   27+19=(46)   8+3-7=(4)
4(×)4-7=9   43-36=(7)   4+8-6=(6)
5+8-3=(10)   6×8=(48)   9+8(-)9=8
4+8+3=(15)   41-34=(7)   5×4+2=(22)
4+4+3=(11)   3×14=(42)   3+5-2=(6)
6(÷)2+2=5   22-17=(5)   7×2-5=(9)
4×7-5=(23)   24÷6=(4)   9-4+3=(8)
8+8-5=(11)   14(×)6=84   9-4+8=(13)
5+5-3=(7)   4×9=(36)   3+7-4=(6)
4×8+2=(34)   24+16=(40)   5×3+2=(17)
```

131페이지 해답 ▼

18-7=6+(5)      3+6+4=(13)     7+5=(4)×3
6+8=5+(9)       8-3+8=(13)     7(+)4=5+6
5(×)7=27+8      5(+)5-2=8      6×3=5+(13)
4+6(-)8=7-5     6÷2+8=(11)     4+5=3×(3)
8-4=6-(2)       7(-)6+3=4      9÷3=7-(4)
3+2+6=(11)      12÷4+9=(12)    3×6=9(+)9
8(×)6=41+7      9+6+4=(19)     15(÷)3=9-4
18(÷)3=3×2      8×4+7=(39)     7(-)3=2+2
8+6=(9)+5       6(×)4+8=32     8+8=2×(8)
4×9=6+(30)      6-3+6=(9)      9(÷)3=7-4
9÷3=7-(4)       12÷2+7=(13)    9+9=(9)×2
9+8=5+(12)      5×4+8=(28)     3(×)7=14+7
9+9=2×(9)       7+8-4=(11)     4×12=7+(41)
6×2=(3)×4       15(÷)3+4=9     6+8=4+(10)
24÷2=6(+)6      7+7+3=(17)     7×4=6+(22)
28+8=4(×)9      6×7-5=(37)     6+12=7+(11)
7+9=6+(10)      5×4+2=(22)     18÷6=8(-)5
16÷8=8-(6)      7(+)12-5=14    6(+)8=2×7
32(÷)4=2×4      8+4-9=(3)      9×4=8+(28)
8+7=3(×)5       6+3-2=(7)      8(+)4=19-7
```

20일(회)   월   일

136페이지 해답 ▼

5+4-2=(7)	23(+)13=36	4+4+8=(16)
8-3+3=(8)	39-24=(15)	3×8-4=(20)
9+5-4=(10)	13+23=(36)	7-3+3=(7)
4÷2+9=(11)	15+17=(32)	7+8-3=(12)
8-2+3=(9)	16(÷)4=4	5+8-6=(7)
24(÷)8+3=6	14+16=(30)	3+8+4=(15)
7+3+5=(15)	48(-)33=15	2+4+8=(14)
8×4-5=(27)	37-23=(14)	6+6+4=(16)
6(×)4+8=32	28-15=(13)	15(÷)3+8=13
9+5-3=(11)	16+25=(41)	3+5+2=(10)
24÷4+9=(15)	16+29=(45)	4+9(-)7=6
7×2+7=(21)	14+26=(40)	7+5-6=(6)
8+8-3=(13)	11×4=(44)	5+3-3=(5)
6+3+2=(11)	14+24=(38)	7(×)6-9=33
6+7(+)8=21	19×2=(38)	5+13-8=(10)
18÷2+5=(14)	28+12=(40)	2×5+4=(14)
5×7+2=(37)	36÷3=(12)	5+5+5=(15)
9+7-5=(11)	5×7=(35)	5+7+8=(20)
5+4-7=(2)	3×13=(39)	5+4-7=(2)
4+6+2=(12)	26-16=(10)	24÷3+8=(16)

137페이지 해답 ▼

9(+)3-6=6	6×5+3=(33)	4×5=9+(11)
3+4=9(-)2	8+5-6=(7)	9(-)6+4=7
5×4=4+(16)	7+8(-)2=13	3×7=6+(15)
8+6=7+(7)	6×5+8=(38)	7×5=8+(27)
9(-)4=2+3	7×5+3=(38)	8÷2=7(-)3
3(×)2=2+4	8+7-3=(12)	3(×)6=2×9
4(×)7=21+7	9÷3+5=(8)	22-6=5+(11)
19-5=(22)-8	3×8+4=(28)	8-3-2=(3)
6+7=4+(9)	8(×)8-7=57	6-5+8=(9)
5×9=9+(36)	7+8-9=(6)	3(×)3=5+4
9÷3=7(-)4	6+8+9=(23)	7+9=(10)+6
7+8=3(×)5	6+8-6=(8)	3(×)7=24-3
5+6=(17)-6	28(÷)7+5=9	5×9=6+(39)
7×3=6+(15)	16÷4+9=(13)	5+8=6+(7)
10÷2=2+(3)	5+9+8=(22)	4×7=6+(22)
3+8=4+(7)	8÷2+4=(8)	7+12=4+(15)
4+9=5+(8)	4×8+5=(37)	18÷3=2×(3)
24÷3=2(+)6	7(+)2-5=4	6(×)6+8=44
54(÷)6=3×3	8÷2+9=(13)	15×3=7+(38)
7(+)8=3×5	7+8+9=(24)	16(-)7=3×3

142페이지 해답 ▼

3+5+7=(15)	27+13=(40)	4+8+8=(20)
5-2+7=(10)	12×3=(36)	5×4-4=(16)
9(×)5-2=43	7+23=(30)	7-2+3=(8)
6÷2+7=(10)	13+17=(30)	9+3+5=(17)
7-4+3=(6)	27(÷)3=9	4(×)8-6=26
24÷6+8=(12)	18+16=(34)	5+8+4=(17)
5+3+3=(11)	32-23=(9)	4+7+2=(13)
7×4+9=(37)	28-23=(5)	7+3+4=(14)
9+4-4=(9)	47-35=(12)	3×3(×)3=27
9-2+6=(13)	9(×)3=27	31-7-4=(20)
8÷2+9=(13)	27+19=(46)	6+9-3=(12)
5(×)4-2=18	18+16=(34)	3+7-6=(4)
6+3+5=(14)	14×2=(28)	7+4-3=(8)
4+2+7=(13)	28+18=(46)	4×2+5=(13)
7+7(+)8=22	14×3=(42)	7+4-2=(9)
6÷2+4=(7)	24(-)17=7	4+2+2=(8)
5+3+2=(10)	36÷4=(9)	7-3(+)6=10
9+5-5=(9)	6×6=(36)	7-2+4=(9)
6+8-4=(10)	5×9=(45)	7+3-4=(6)
5+9-2=(12)	28-16=(12)	4×6+3=(27)

143페이지 해답 ▼

5(+)7=2×6	8+8+9=(25)	9+8=7+(10)
8+4=7+(5)	4×8+6=(38)	7-2=(8)-3
3(×)8=17+7	5+5(-)2=8	3×3=4+(5)
7(+)8=3×5	12÷4+9=(12)	5×7=6+(29)
9-4=2+(3)	8+5-3=(10)	21÷7=8-(5)
6+2=2(×)4	16÷2+3=(11)	4×6=(32)-8
4×8=7+(25)	6+6(+)9=21	24(÷)6=9-5
22-5=9+(8)	4×8+5=(37)	9(+)3=6+6
5+6=(15)-4	6(×)3-9=9	8(-)2=2×3
6×4=6+(18)	17-5-2=(10)	3(×)5=7+8
12÷3=2+(2)	18÷3+9=(15)	5+9=2(×)7
9(÷)3=8-5	5×4+2=(22)	3+6=15(-)6
6+9=3(×)5	24(÷)6+5=9	4×9=7+(29)
5×3=7+(8)	24÷6+3=(7)	8+8=2×(8)
36÷6=4+(2)	3×7+8=(29)	5×4=6+(14)
8+9=(22)-5	8+5-2=(11)	42-7=8+(27)
4×7=6+(22)	3×9-8=(19)	24+(6)=5×6
20÷5=2+(2)	3+12-3=(12)	5×(7)=27+8
40÷8=9-(4)	4+8(-)7=5	17×3=6+(45)
8(+)7=3×5	4×8-2=(30)	8(×)6=54-6

22일(회)　월　　일

148페이지 해답 ▼

6+3-2=(7)	27+15=(42)	6+5+8=(19)
9-3(+)6=12	29-14=(15)	7×4-4=(24)
8+5+4=(17)	18+23=(41)	9(÷)3+3=6
6(÷)2+3=6	27+17=(44)	5+8-5=(8)
7-2+3=(8)	24÷6=(4)	7+5-3=(9)
24÷3+3=(11)	15+16=(31)	9+4+3=(16)
7+4+9=(20)	30-23=(7)	6+7+2=(15)
5×4+8=(28)	38-22=(16)	7+8+4=(19)
9+7-8=(8)	32-18=(14)	2×3+2=(8)
8-4+2=(6)	28+3=(31)	3+7-2=(8)
8÷2+8=(12)	21+19=(40)	6+9(-)7=8
6(×)4×2=48	8+7-6=(9)	8+5-6=(7)
5+2-5=(2)	3×9=(27)	3+2+9=(14)
8+6-4=(10)	28+18=(46)	7×2+8=(22)
6+4+8=(18)	5×7=(35)	8+3-8=(3)
12÷2+8=(14)	38-27=(11)	3(×)2+9=15
4×3-2=(10)	49÷7=(7)	7-3(+)9=13
4+5-5=(4)	3×12=(36)	9-4+8=(13)
5+13-7=(11)	16×3=(48)	4+9-2=(11)
4×3+12=(24)	37-26=(11)	18÷6+3=(6)

149페이지 해답 ▼

9(+)6=3×5	3+8(-)5=6	3+5=14-(6)
7+(7)=6+8	6-9+6=(3)	7-6+4=(5)
6×(6)=29+7	2(+)5-2=5	3+7=4+(6)
9+6=3(×)5	18÷2+6=(15)	5+7=(17)-5
8(-)2=4+2	17-8+3=(12)	18(÷)2=3×3
7(+)2=3×3	36÷4-3=(6)	3×6=2(×)9
6×8=5+(43)	6(×)6+9=45	22-6=(8)+8
9-5=(7)-3	7×7+4=(53)	8-2=9-(3)
3+6=3(×)3	6+9+8=(23)	6+8=(7)+7
7×4=8+(20)	7+8-3=(12)	6+3-5=(4)
9÷3=7-(4)	16÷4+7=(11)	9(÷)3=7-4
4(×)9=27+9	9×4-7=(29)	4+7=5(+)6
9(+)6=3×5	42(÷)6-5=2	12(-)4=2×4
5×2=(17)-7	4×6+4=(28)	4+8-4=(8)
18÷2=(4)+5	3+8+7=(18)	4(×)4=9+7
9(÷)3=7-4	20÷2-7=(3)	6+7=9(+)4
6+12=3(×)6	4×8+6=(38)	46+7=6+(47)
24÷3=2+(6)	3+11(-)5=9	6×6=8+(28)
72÷8=3(×)3	7+8-4=(11)	6(×)3=9+9
4+8=6+(6)	15÷5+6=(9)	16(÷)2=2×4

23일(회)   월   일

154페이지 해답 ▼

6+2-3=(5)	19+25=(44)	4+7+8=(19)
8+3+6=(17)	38-24=(14)	5×6+4=(34)
4×12=(48)	15+27=(42)	7-6+2=(3)
27(÷)3+4=13	25+12=(37)	9+5-5=(9)
7-6+3=(4)	42÷6=(7)	4+4-6=(2)
24÷3+9=(17)	16+16=(32)	5+3+7=(15)
4+8+9=(21)	33-21=(12)	7+2+8=(17)
7×6+4=(46)	17(×)2=34	8+4+4=(16)
3(×)9+8=35	22-18=(4)	3+1+3=(7)
4+8-3=(9)	14+25=(39)	6+7-8=(5)
4×4+6=(22)	35(-)29=6	7+2-7=(2)
5×8-2=(38)	38-36=(2)	9-5(+)3=7
7+8-2=(13)	2×18=(36)	7+2-3=(6)
8+6(+)7=21	4+8-4=(8)	4×2+5=(13)
3+7+8=(18)	8×4=(32)	5+9-4=(10)
6÷2+4=(7)	22-17=(5)	4×2(-)4=4
5×8+2=(42)	36÷4=(9)	9-7(+)5=7
4+8-5=(7)	5×6=(30)	3+6+8=(17)
6+4-7=(3)	8×3=(24)	6+9+7=(22)
5+7+2=(14)	24+16=(40)	4÷2+6=(8)

155페이지 해답 ▼

3(×)9=19+8	6+8(-)5=9	9+3=2×(6)
5(+)4=3×3	8-5(+)6=9	6+4=2(×)5
9×3=8+(19)	7+5-5=(7)	8+7=3×(5)
4(+)5=2+7	6÷2+9=(12)	7+7=(7)×2
5+9=2(×)7	8(×)6+3=51	8(÷)2=2+2
3+6=3(×)3	6×6+3=(39)	3(×)3=18÷2
5×8=(31)+9	6+6+5=(17)	9-3=2×(3)
17-5=3×(4)	3×8+5=(29)	8-3=2+(3)
6(×)7=35+7	2+9+7=(18)	6+8=2(×)7
6×6=(28)+8	11-4-3=(4)	7-5=5-(3)
12÷3=8-(4)	16(÷)4+4=8	9+9=2(×)9
48(÷)8=2×3	7×4-4=(24)	6(+)7=4+9
6+9=5×(3)	5+8-3=(10)	2×8=7+(9)
2(×)3=9-3	5+6+9=(20)	3+8=4+(7)
12÷3=2+(2)	5(+)7+8=20	4×6=(19)+5
48+9=(49)+8	6÷2+7=(10)	4+7=6+(5)
7+12=4+(15)	5×8-6=(34)	24(÷)3=4+4
16÷4=2+(2)	4+12-2=(14)	5×8=(32)+8
32÷4=2(×)4	4+8-3=(9)	2×3=4+(2)
8+7=(5)×3	2(×)6×2=24	5(+)4=3×3

230

24일(회) 월   일

160페이지 해답 ▼

5+3-2=(6)	15+23=(38)	5+4+8=(17)
7-3+7=(11)	23-14=(9)	9×3-4=(23)
8+5-4=(9)	27+13=(40)	9-6+2=(5)
18÷2+9=(18)	26+15=(41)	4+8-5=(7)
7-6+7=(8)	36(÷)6=6	3+9-6=(6)
8÷4+8=(10)	15(+)26=41	5+4+7=(16)
7+8+9=(24)	31-13=(18)	4+7(+)8=19
5×4+4=(24)	38-32=(6)	7+6+4=(17)
7+4+8=(19)	32-28=(4)	3×2+7=(13)
9-4-3=(2)	13+25=(38)	13-2-8=(3)
28(÷)4+6=13	8(×)4=32	6+9-7=(8)
4×4+2=(18)	27+17=(44)	9-5+6=(10)
3+8-3=(8)	4×7=(28)	7(×)2-9=5
15+2+7=(24)	32-14=(18)	4×2+5=(13)
5+7(-)8=4	3×9=(27)	7+9-6=(10)
18÷2-5=(4)	25+12=(37)	4×2+8=(16)
5×7-9=(26)	42÷6=(7)	8(-)3+4=9
7+4-5=(6)	4×6=(24)	4+2+8=(14)
6+4-7=(3)	2×19=(38)	4+7+5=(16)
6(×)6+2=38	38-26=(12)	12÷4(×)3=9

161페이지 해답 ▼

6(×)4=3×8	5+7-4=(8)	3+5=4+(4)
5+4=(3)×3	7-4+6=(9)	8(+)7=3×5
3×8=7+(17)	6(+)5-2=9	3+7=(5)+5
6(+)6=2×6	6÷3+6=(8)	4+7=5+(6)
9-4=(8)-3	7-6+8=(9)	16÷2=2×(4)
7+6=5+(8)	16÷4+7=(11)	3×6=(2)×9
8(×)7=51+5	5+8+9=(22)	17(-)8=3+6
13-3=(6)+4	3(×)4-4=8	8-3=2+(3)
5×6=6+(24)	8+9+9=(26)	5+8=(7)+6
28(÷)4=3+4	9-4-2=(3)	5+3=4+(4)
24÷3=2(×)4	24÷6+5=(9)	5+9=2×(7)
4+8=2×(6)	6(÷)2+5=8	4(×)6=3×8
6(+)9=3×5	6+8-3=(11)	5×7=9+(26)
5×3=7+(8)	2+6+6=(14)	5+4=3(×)3
27(÷)3=3×3	9(-)7+4=6	5×6=9+(21)
8+9=(11)+6	12÷4+6=(9)	6+7=(8)+5
4+9=(18)-5	5×9-8=(37)	24(÷)3=2×4
48(÷)6=2×4	5(+)2-5=2	6×6=(27)+9
36(÷)4=2+7	4+8(-)7=5	6×5=7+(23)
8+9=7+(10)	9+5-2=(12)	8(-)4=2+2

25일(회)　월　일

168페이지 해답 ▼

9+4-5=(8)	12+23=(35)	5-2+8=(11)
4-3+6=(7)	22-14=(8)	3×3-4=(5)
3+4-2=(5)	17+32=(49)	8-5+3=(6)
16(÷)4+3=7	3(×)7=21	4+8-5=(7)
18-6+5=(17)	15÷3=(5)	5+7-6=(6)
24÷3+8=(16)	13+32=(45)	7+7+7=(21)
6+6+3=(15)	13+23=(36)	4+5+8=(17)
8×4-4=(28)	24(÷)6=4	3+4+4=(11)
3+9+4=(16)	34-18=(16)	9(×)3-3=24
9-4-1=(4)	23-15=(8)	36-4-8=(24)
28÷4+2=(9)	25+19=(44)	8+9-2=(15)
5(×)4×2=40	6+26=(32)	24(÷)4-2=4
7+8-3=(12)	3×8=(24)	3+8(-)9=2
7+6-7=(6)	38-24=(14)	7×2+2=(16)
4+7(+)8=19	12×4=(48)	4+9-4=(9)
8÷4+2=(4)	32(-)27=5	9×2+7=(25)
4×2-5=(3)	30÷6=(5)	8-7+7=(8)
9+1-5=(5)	5×9=(45)	6-5+8=(9)
5+8-4=(9)	11×3=(33)	13+5-7=(11)
4×3+7=(19)	22+16=(38)	21÷3+3=(10)

169페이지 해답 ▼

8+6=2(×)7	9+8-7=(10)	2+5=4+(3)
9+4=6+(7)	8-4+8=(12)	7-4=9-(6)
7×8=5+(51)	7+9-5=(11)	2+7=(3)×3
9+6=3×(5)	16÷4+6=(10)	5×7=6+(29)
6(×)4=3×8	8-4+9=(13)	18÷2=3(×)3
9(+)6=3×5	16÷4(+)3=7	3(×)3=4+5
4×8=6+(26)	7+8+9=(24)	9+6=2+(13)
15-3=(3)×4	7×8-8=(48)	8-2=3+(3)
7+7=2×(7)	9+9(+)8=26	7+8=(3)×5
4×6=3×(8)	8+7-6=(9)	5+3=2(×)4
24÷3=2+(6)	16÷4+5=(9)	8(+)3=7+4
4(×)9=27+9	7×4-9=(19)	5+7=2×(6)
7+9=(2)×8	5(×)8-5=35	7×3=6+(15)
7×2=8+(6)	8+8+9=(25)	5+8=(16)-3
12(×)3=4×9	5+9+8=(22)	8×4=(25)+7
8+9=(12)+5	16(÷)2-2=6	8+12=4(×)5
5+9=(20)-6	6×7+2=(44)	30(÷)5=4+2
24+8=6+(26)	2+12-6=(8)	3×6=5+(13)
24÷6=2+(2)	5+8(-)7=6	4×9=(27)+9
9(+)6=3×5	8-6+7=(9)	5+4=3×(3)

232

26일(회)　월　　일

174페이지 해답 ▼

3+5-5=(3)	16+11=(27)	7+7+8=(22)
8-3+6=(11)	28-14=(14)	4×3+7=(19)
7+5-4=(8)	15+23=(38)	8-4+3=(7)
28(÷)4+2=9	13+24=(37)	9+8-5=(12)
7-6+7=(8)	42÷6=(7)	7+4-6=(5)
24÷8+3=(6)	18+16=(34)	4+5+7=(16)
9(÷)3+7=10	16(÷)4=4	5+6+8=(19)
5×7+4=(39)	29(+)12=41	6+7+4=(17)
3+9+8=(20)	5+18=(23)	8×2(-)8=8
9-4-3=(2)	25+7=(32)	7-2+8=(13)
16÷2+6=(14)	19+19=(38)	5+7-7=(5)
6×4-2=(22)	27-16=(11)	3+5(-)6=2
4+8-3=(9)	4+18=(22)	4+8-3=(9)
8+6(+)7=21	38-14=(24)	5×2+5=(15)
7+4+8=(19)	4×4=(16)	7+9-4=(12)
8÷2-2=(2)	25-17=(8)	8×2+8=(24)
3×8-7=(17)	24÷4=(6)	9(+)7-9=7
8+7-5=(10)	8×5=(40)	2+6+8=(16)
9+4-7=(6)	2×13=(26)	9+4-7=(6)
8×5-2=(38)	37-26=(11)	8×3+3=(27)

175페이지 해답 ▼

7(+)7=2×7	4+4-2=(6)	9(+)5=2×7
5+4=3(×)3	6+7-6=(7)	9-6=(7)-4
9×8=8+(64)	5+5(-)2=8	7(-)3=1+3
6(×)6=28+8	6÷2+8=(11)	7(+)5=6+6
6+3=3×(3)	7-6+9=(10)	8÷(2)=2+2
4×2=4(+)4	12÷4+9=(12)	3×3=4+(5)
6×8=5+(43)	5+7+8=(20)	8-(3)=2+3
9-5=(11)-7	3×4+2=(14)	9(×)3=24+3
6+7=(8)+5	4(×)9+8=44	7-5=(5)-3
(4)×6=3×8	9-6+9=(12)	4+3=(13)-6
18÷3=2×(3)	16÷4+5=(9)	9+9=2×(9)
3+9=6+(6)	4×7-8=(20)	(5)+4=3×3
4+9=5+(8)	5+8-3=(10)	3×12=4+(32)
6×2=3(×)4	4+6+8=(18)	5+8=(20)-7
18(÷)3=3×2	4+7(+)8=19	4×4=2(×)8
8+9=(11)+6	6(÷)2+2=5	12-(4)=5+3
2×12=8+(16)	4×6-6=(18)	18÷(3)=3+3
24(÷)3=3+5	8+12-3=(17)	4×6=(18)+6
45÷5=3(×)3	5+8-2=(11)	4×9=5+(31)
8+8=2×(8)	4+6+9=(19)	5(×)8=47-7

27일(회)　월　　일

180페이지 해답 ▼

9+4-5=(8)	18+13=(31)	5+2+8=(15)
9-3+7=(13)	32(-)26=6	6×5+6=(36)
5(×)5-4=21	8+27=(35)	9-4+3=(8)
10÷2+8=(13)	13+27=(40)	6+8-5=(9)
7-6+3=(4)	24(÷)3=8	6+5-6=(5)
28÷4+5=(12)	19+16=(35)	6+6+7=(19)
5+2+9=(16)	26+13=(39)	5+9+4=(18)
6×2+4=(16)	38(-)32=6	8+7+4=(19)
9(÷)3+8=11	32-18=(14)	4×6-3=(21)
6×4+3=(27)	33-25=(8)	4(+)7-8=3
24÷4+7=(13)	16+29=(45)	7+3-7=(3)
5×8-2=(38)	37-26=(11)	18-2-6=(10)
7+8-5=(10)	3×8=(24)	8+8-3=(13)
10+6+2=(18)	38-24=(14)	5(×)2+6=16
7(+)7+8=22	2×14=(28)	8+9-2=(15)
12÷2-2=(4)	22-17=(5)	5×2+7=(17)
3+8+6(17)	24÷6=(4)	8-6(+)9=11
8+2-5=(5)	4×11=(44)	2-1+8=(9)
7+2-7=(2)	14×3=(42)	14+5-7=(12)
9-3+8=(14)	21-16=(5)	4×3-9=(3)

181페이지 해답 ▼

8+6=2(×)7	5+7-6=(6)	3×5=7(+)8
7+4=(6)+5	8(-)4+5=9	9-6=(10)-7
6×6=8+(28)	9+7-3=(13)	3+3=2(+)4
28(-)4=4×6	4×2+3=(11)	5+7=(2)×6
8-3=2+(3)	8(-)2+3=9	16÷2=2×(4)
5×6=6+(24)	24÷8+6=(9)	4×9=6+(30)
4×8=(24)+8	7+6(+)9=22	8-6=(6)-4
18-5-3=(10)	8×4+6=(38)	7-3=2+(2)
5(×)6=24+6	6+9+7=(22)	8-(2)=2+4
6×6=6+(30)	9-4-2=(3)	6+3=3(×)3
9÷3=7-(4)	24÷4+2=(8)	9(÷)3=5-2
7+8=3(×)5	6×4+2=(26)	4+(7)=5+6
7+9=2×(8)	8(÷)2+5=9	5×7=(26)+9
4×2=4+(4)	6+18+9=(33)	4(×)8=25+7
18÷(2)=3×3	6+9+8=(23)	5×4=8+(12)
8(+)7=3×5	18÷9+8=(10)	8(+)6=2×7
9+9=2×(9)	5×6(-)12=18	8÷2=(9)-5
12÷(3)=2+2	9+12-3=(18)	5×6=7+(23)
24÷4=(3)+3	5+8-4=(9)	8×(3)=21+3
3(×)8=29-5	7+8-4=(11)	6-4=7-(5)

28일(회)　월　　일

186페이지 해답 ▼

5+3-5=(3)	12+15=(27)	5+6+8=(19)
9-3+6=(12)	39-22=(17)	6+3-4=(5)
4+5-4=(5)	14+17=(31)	9-3+3=(9)
4(×)2+3=11	15+11=(26)	7+7-5=(9)
8-6+7=(9)	48÷8=(6)	5+4-6=(3)
36÷4-3=(6)	13+26=(39)	3+9+6=(18)
5+6-9=(2)	32(-)23=9	2+2+8=(12)
6(×)4+4=28	26-16=(10)	5+3(+)4=12
4+9-8=(5)	17-15=(2)	3×3+5=(14)
6-4+3=(5)	15+23=(38)	4+7-8=(3)
16÷4+6=(10)	25(-)19=6	2+9-4=(7)
4×4-6=(10)	37-26=(11)	9-5-2=(2)
9+8(-)5=12	6×8=(48)	5+8-3=(10)
8+6-7=(7)	38-14=(24)	4(×)2-2=6
5+7+4=(16)	3×14=(42)	5-4+8=(9)
14÷2+8=(15)	32-17=(15)	2×2+4=(8)
5×3-5=(10)	42(÷)6=7	8(÷)4+5=7
3+7-5=(5)	5×6=(30)	8-2+8=(14)
5+8-6=(7)	15×3=(45)	4×9-3=(33)
9+6+4=(19)	22+16=(38)	6÷3×3=(6)

187페이지 해답 ▼

6(×)4=3×8	8÷4+6=(8)	7+5=6+(6)
4(×)4=2×8	5×9+6=(51)	6×(4)=3×8
7×6=9+(33)	9+8-6=(11)	7-3=9(-)5
4+(5)=3×3	6÷2(+)3=6	3×5=7(+)8
5×3=7(+)8	7-6+8=(9)	8÷(2)=2+2
4+2=9(-)3	24÷6+8=(12)	8+6=7+(7)
6×8=5+(43)	5+6(-)9=2	12-3=3(×)3
15(÷)3=2+3	7×4+7=(35)	8-2=3×(2)
5×7=5+(30)	9+9+6=(24)	7-5=(6)-4
5×9=(37)+8	9-4+2=(7)	8+3=4+(7)
12÷(2)=2×3	8÷2+7=(11)	7+9=8(+)8
(8)+7=3×5	5×8-7=(33)	8+7=3(×)5
6+9=3×(5)	6(+)8-5=9	4×(8)=26+6
4(×)2=4+4	4+9+7=(20)	8(+)7=3×5
27(÷)3=3×3	21(÷)7+6=9	4×(4)=2×8
4+8=6×(2)	6×2-3=(9)	4×12=(39)+9
3×9=6+(21)	5×9-8=(37)	5×7=8+(27)
12÷(4)=7-4	9(×)2-9=9	4×6=5+(19)
36(÷)6=2×3	6+8-4=(10)	5×3=7(+)8
6+(9)=3×5	9+6-7=(8)	8-(2)=3+3

235

192페이지 해답 ▼

7+8+8=(23)	14+17=(31)	8+3+8=(19)
6-3+7=(10)	29-17=(12)	7+3-2=(8)
4+5-4=(5)	4(×)12=48	7-2+3=(8)
18÷2+8=(17)	15+27=(42)	6+7-5=(8)
8-6+4=(6)	49÷7=(7)	6+4-6=(4)
36÷4+1=(10)	13+26=(39)	7+2+7=(16)
5+6+3=(14)	29-13=(16)	5+4+8=(17)
7×4+2=(30)	19-13=(6)	8+8+4=(20)
4(×)9+3=39	24(-)12=12	9×3-8=(19)
9-4-2=(3)	33-25=(8)	9(÷)3+5=8
12÷4+6=(9)	15+19=(34)	6+4-7=(3)
6×2-6=(6)	32-21=(11)	19-3-6=(10)
5(+)8-5=8	3×14-=(42)	4+8-2=(10)
5+2+7=(14)	28-21=(7)	5×2+1=(11)
3+4+8=(15)	15×2=(30)	5+9-4=(10)
8+7-9=(6)	6(+)6=12	4×2(×)4=32
4×2-4=(4)	32÷8=(4)	8(-)5+9=12
5+16-5=(16)	2×18=(36)	7-2+8=(13)
9+2-7=(4)	3×9=(27)	9-2+7=(14)
5×3-9=(6)	18-6=(12)	2×7+3=(17)

193페이지 해답 ▼

9+7=4(×)4	8-6+7=(9)	7+3=(4)+6
6×3=9(+)9	9-4+8=(13)	9-4=2+(3)
8×3=(20)+4	8(+)5-6=7	8+7=(20)-5
9+(9)=21-3	6÷2+9=(12)	7+5=6(+)6
8(-)3=2+3	7-6+8=(9)	16÷(4)=2+2
2+6=(12)-4	24÷6+8=(12)	3×6=9(×)2
4×8-6=(26)	7+6(-)5=8	10-3=9-(2)
17-5-3=(9)	5×4+7=(27)	8-2=3(+)3
5+6+7=(18)	9+9+4=(22)	7+8=(3)×5
3×9=7+(20)	8-4+5=(9)	4(×)3=2×6
15÷(3)=9-4	8÷2+8=(12)	5+(9)=2×7
(9)+9=2×9	6×4-7=(17)	8+7=(10)+5
4×6=4+(20)	5+8-3=(10)	4×8=8+(24)
6×2=7(+)5	8+6+8=(22)	8+8=2×(8)
4÷(2)=7-5	6+7(+)4=17	5×(3)=8+7
5+8=(6)+7	12(÷)3+4=8	8-7=(6)-5
4×9=8+(28)	7×3-8=(13)	36(÷)6=3×2
12÷3=9(-)5	4+12-2=(14)	5×6=(23)+7
30÷(5)=2×3	5(×)3-7=8	7×4=6+(22)
6+8=2(×)7	8+7-4=(11)	7(×)3=28-7

30일(회)   월   일

198페이지 해답 ▼

4+8-2=(10)	15+31=(46)	6-2+4=(8)
7(-)3+6=10	27(-)16=11	4×3+4=(16)
5+5-4=(6)	12+39=(41)	8-2+3=(9)
8÷2+7=(11)	18+15=(33)	7+3-2=(8)
7-6+5=(6)	42÷6=(7)	5(+)8-6=7
24÷2+4=(16)	17+16=(33)	3+8+3=(14)
6(×)6-9=27	29-14=(15)	6+7+4=(17)
7×4+8=(36)	19-12=(7)	9+5+4=(18)
9+9+1=(19)	38-25=(13)	4×3(×)3=36
6-4+2=(4)	17(+)16=33	5+9-4=(10)
8÷2+4=(8)	18+9=(27)	7+9-5=(11)
6×4+2=(26)	36-26=(10)	8×5-2=(38)
7+8-2=(13)	7(×)4=28	9+8-9=(8)
9+6+4=(19)	24-14=(10)	4×2+13=(21)
17+12=(29)	4×4=(16)	6(×)4+8=32
9(÷)3+2=5	22-17=(5)	6×2+4=(16)
8×2+1=(17)	42÷7=(6)	8-7+5=(6)
9+8-6=(11)	12×3=(36)	13-(8)+9=14
3×(6)-7=11	16-9=(7)	16+7-(12)=11
2+7-1=(8)	7×7=(49)	9-2+8=(15)

199페이지 해답 ▼

16(÷)4=2+2	6×3+6=(24)	9+(5)=2×7
4+(4)=2×4	8÷2+7=(11)	8-(2)=3+3
6×6=6+(30)	5(+)5-2=8	5+3=(2)×4
18-8=(13)-3	4(×)2+3=11	7+5=2×(6)
9(÷)3=8-5	7-6(+)3=4	14(÷)7=8-6
22+6=7+(21)	24÷3+7=(15)	6(×)3=9+9
4×6=(20)+4	4+9+9=(22)	9(÷)3=8-5
15-5=(7)+3	3×9-8=(19)	7-2=3+(2)
6×7=4+(38)	3+9+8=(20)	6-5=8-(7)
3×9=(21)+6	9-4+6=(11)	4+(3)=9-2
9÷3=(9)-6	24÷4+4=(10)	5+9=(7)×2
4+9=5+(8)	5×4-9=(11)	8+7=5×(3)
9(+)6=3×5	7×3-7=(14)	4×8=(24)+8
4×2=4(+)4	8+6(-)7=7	4+8-4=(8)
22÷2=(8)+3	3×7-8=(13)	6×4=6+(18)
3+9=2×(6)	6÷2+9=(12)	9+12=4+(17)
9+9=(9)×2	5×9+3=(48)	2+7=3(×)3
24(÷)4=2×3	4+12-7=(9)	(8)+7=3×5
15(-)8=3+4	6+8-7=(7)	8×3=6+(18)
4+9=5+(8)	5×6(÷)2=15	7-(2)=2+3